雅先生教えて！

女子が知りたい 自分のカラダと向き合う本

雅レディースクリニック院長
松永 雅美

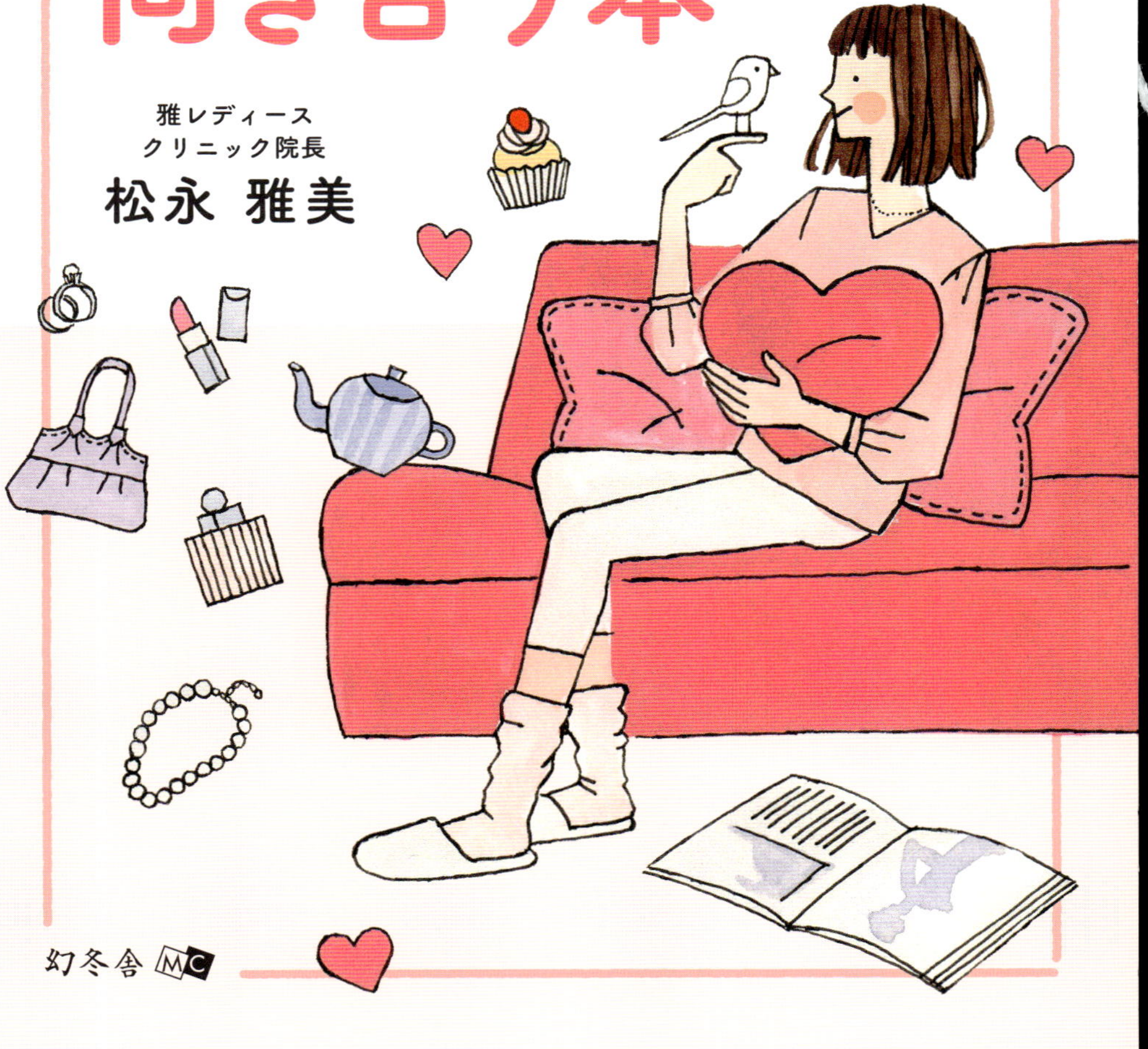

幻冬舎MC

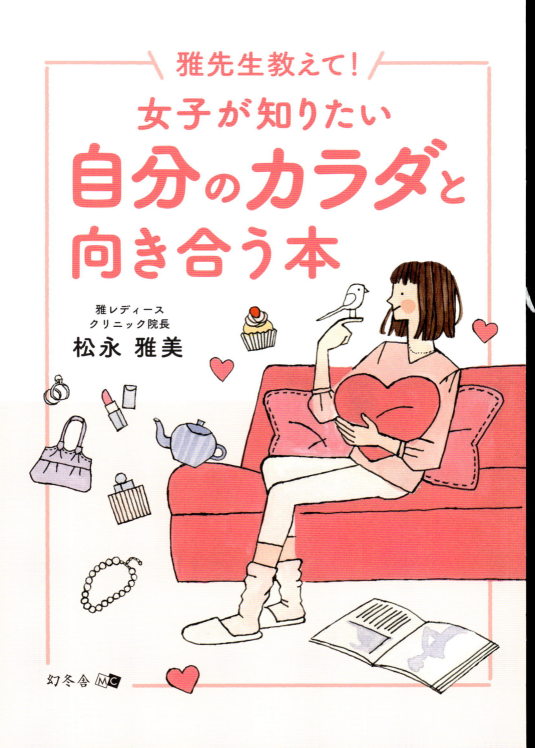

雅《みやび》先生教えて！
女子が知りたい
自分のカラダと向き合う本

はじめに

皆さん、はじめまして。

私は、兵庫県神戸市でレディースクリニックを開いている松永雅美と申します。下は幼児から上は80代以上の大先輩まで、さまざまな年代の女性の体や心と向き合いながら日々診療を行っています。

私が医師として多くの女性たちに接していて感じるのは、どの年代であっても「女性はやっぱり大変だな」ということです。

特に20~30代は、学校を卒業して社会の中で自分の立ち位置を模索し、確立していく時期でもあります。仕事で成果を上げたいし、恋もしたい。いずれは結婚、出産も……と、いろいろな不安や希望を抱えながら、忙しい毎日を送っている人も多いと思います。

でも私は、そんな女性たちを間近に見ていて、心配になることが少なくありません。なぜなら、生理痛や不調によるストレスを抱えているにもかかわらず「我慢してやり過ごすのが当たり前」になっている女性がとても多いからです。

例えば、ひどい生理痛で痛み止めを飲んでもなかなか効かない。そのため勉強や仕事に集中できなかったり、生理前のイライラによって職場の人間関係が悪くなったり、友人や恋人にきつく当たってしまったり……。そんな状態が続いているのに、「生理の時期だけ我慢すればいい」と一人でつらさに耐えている人は決して少なくありません。痛みや不調は、私たちの体が発してくれている貴重な〝サイン〟です。

なかには重い生理痛のウラに病気が隠れていて、もっと早く受診してくれればよかったのにと思うほど、症状が進行してしまっているケースもあるのです。また、20~30代の女性にとって、生理や不調の悩みは妊娠・出産やキャリア形成といったライフプランにも大きく関わります。

生理がこないと思っていたら想定外の妊娠で、進学やキャリアを諦めざるを得なかった。生理不順を放置していたら、卵巣の機能が低下していて出産を諦めることになってしまった。そんな女性も珍しくありません。早くか

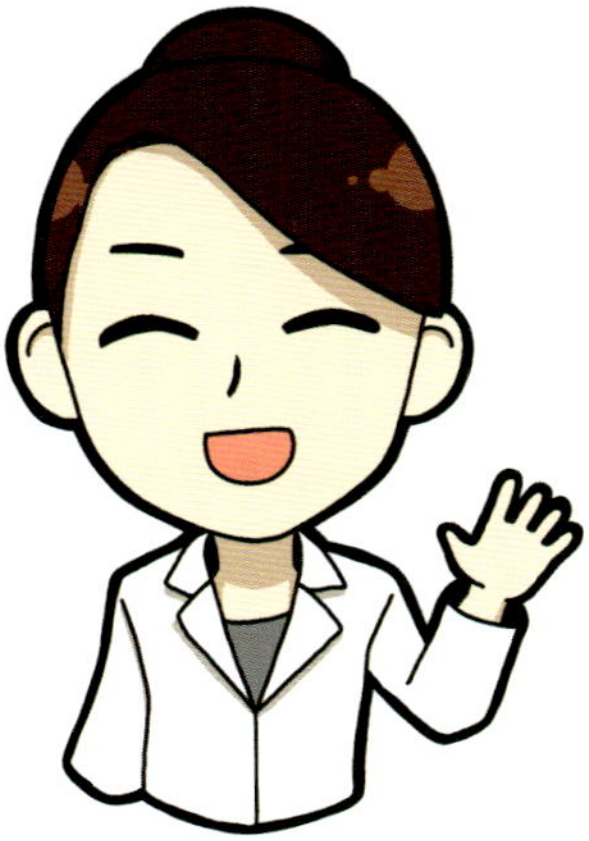

ら自分の体と向き合うことは、とても大切なことなのです。

そこで、生理痛や生理前のストレス緩和に役立つのが低用量ピルの活用です。ホルモンバランスが整えられることによって女性特有のつらい症状を和らげることができ、また肌荒れが改善する方も多いです。

さらには、飲み忘れがなければ避妊効果は90%以上、内服を中止すれば妊娠準備に入れるともいわれており、将来の出産に備えた体づくりにも有効です。

欧州をはじめとする諸外国では、多くの女性が体調管理に服用していますが、日本ではいまだ抵抗を感じる女性が多く、なかなかその良さを知ってもらえていないのがもどかしいところです。

そこで本書では、私が産婦人科医として、また一人の人生の先輩として、20〜30代の女性に知っておいてほしい体との向き合い方についてまとめてみました。具体的には、女性特有の痛みや不調に対する原因と対策や、低用量ピルを活用したホルモンバランスの整え方、将来の妊娠や出産に向けたライフプランの立て方などを分かりやすく解説していきます。

私のクリニックでは、その人の体の状態を調べたうえで、必要があれば、生活指導や適切な治療を行っています。
そうして実際に重い生理痛や不調を抱えていた女性たちが自分の体としっかり向き合い予防と対策に努めることで、毎月の痛みやつらさから解放され、上手に体調コントロールができるようになった姿をたくさん見てきました。

今のあなたの体や心を、もっと輝かせるために。
これからの人生を「知らなかった」で後悔しないために。
若い女性たちが10年後も20年後もその先も、ずっと笑顔でいられるように。

そんな願いを込めて、私が皆さんにお伝えしたいことを綴っていきたいと思います。

目次

Chapter2

今どきの働く女子こそ、要注意。知らないうちに上がっている、女性特有の健康リスク

Chapter3

つらい症状に振り回されない「自分のカラダ」と上手に付き合う方法

Chapter5

仕事も家庭も子育ても！ 女性に生まれたことを心から楽しめる人生に

Chapter 1

つらい生理痛、だるい体、
なんだかイライラ……
「いつものことだから」と
見過ごさないで

毎月やってくる生理「わずらわしいけど仕方ない」もの？

女性の皆さん、体調はいかがですか？
この質問に対して返ってくるのは、こんな答えかもしれません。

「職場の冷房がきつくて、冷えがつらい……」
「生活が不規則になりがちで、吹き出物や肌荒れが悩み」
「パソコンやスマホを長時間使うので、肩や首がいつもパンパン」
「ストレスが溜まると頭痛がひどくなるし、むくみも気になる……」

おそらく気になる不調はまったくない、という人のほうが少数派ではないでしょうか。多くの女性が程度の差こそあれ、なにかしらの不調を感じながら毎日を過ごしているかと思います。気になる不調をケアしてくれる化粧品やサプリメント、マッサージなどに〝投資〟している人もいることでしょう。

そんな女性たちの体調と切っても切れない関係にあるのが「生理（月経）」です。特に女性としての成熟期にある20～30代の女性は、生理にまつわる女性ホルモンから非常に大きな影響を受けています。

生理の始まる少し前から生理中にかけて、腹痛や頭痛があるという人は多いと思います。また乳房が張って痛む、便秘がひどくなる、脚などがむくみやすい、体がだるく重いという人も少なくありません。生理前とほかの時期では、肌の状態だって変わります。さらにイライラして怒りっぽくなる、集中力が低下するなど、精神的な変化を感じる人も珍しくないものです。

そういった意味では肌の調子や頭痛、むくみなどの不調を懸命にケアしている女性は、それと同じくらいの熱心さで、自分の生理にも関心を持ったほうがいいかもしれません。

しかし実際のところ、なぜか生理の不調については

「女性だから仕方がない」

「体がそうなのだから、どうにもならない」

と諦めてしまっている人が多いように思い

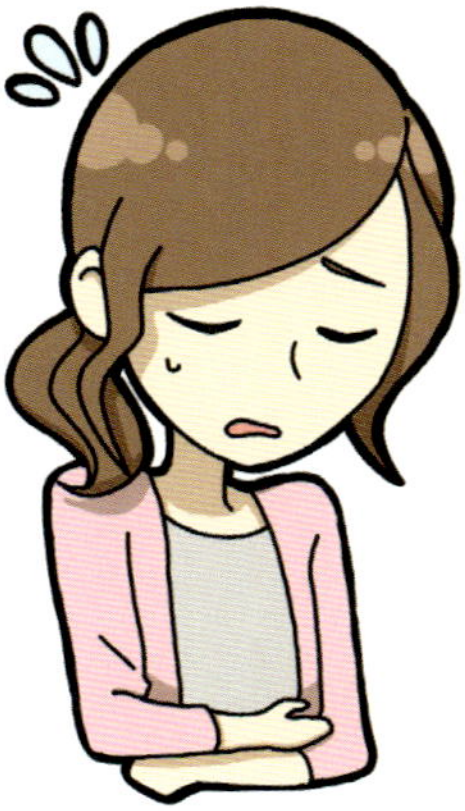

ます。これだけ医療が進歩しているにもかかわらず、いまだに生理のことはなんとなく触れにくい……という感覚があるようです。

知っているようで知らない 自分の「生理」

20～30代の女性であれば、10代で初潮を迎えてから十数年にわたり、生理と付き合ってきたことになります。ですから、「いつもこんな感じ」とその人なりの〝普通の生理〟という感覚が、一人ひとりにあると思います。

けれども、その普通が本当に普通なのか、そうでないのかが、当の本人には分かりにくい面があります。

なぜなら生理は、なかなか人とは比べにくいからです。一口に生理といっても、起こる周期や出血が続く期間、出血量、痛みやその他の不快症状の現れ方などは、人によって千差万別です。

親しい友人同士であれば「私、いつも生理が重くって……」というくらいの話はすると思いますが、具体的に出血量がどれくらいで、痛みがどの程度かなどは話しにくいものですし、そもそも言葉では表現しにくい内容です。

そのため、本当は医師に相談したほうがいいレベルの症状があるにもかかわらず、「毎月こんなものだから」とひたすら我慢をしてやり過ごしている女性が、少なからずいるのです。

私が産婦人科の診療をしながら感じるのは、特に日本の女性は良くも悪くも我慢強い、ということです。

なかには、毎月強い生理痛があるにもかかわらず、鎮痛薬を飲むことにすら抵抗を示す人がいます。「鎮痛薬を飲むと、薬の耐性ができてだんだん効かなくなるから」という理由が多いのですが（実際にはそんなことはありません。鎮痛薬の正しい飲み方はＣｈａｐｔｅｒ３で詳しく説明します）、我慢なんてしたくないと言いそうな10代、20代の若い世代でも、生理の痛みや不調は「我慢して耐えるもの」という認識があるようです。

それは、彼女たちの母親世代が長年にわたり、我慢を重ねて生理と付き合ってきたため、そのような認識が母から娘へと伝わっているのかもしれません。

もちろん、単なる不調の範囲であれば、我慢して過ごすというのも一つの対処法でしょう。しかし、不調という範囲を超えて、仕事や生活に大きな支障が生じているようなケースも、「我慢と忍耐」で対処している人が実際には少なくないのです。

例えば、生理中で体や頭が重かったりだるかったりで、仕事でいつもならしないミスをしてしまった。大事なプレゼンや会議など、ここぞというときに腹痛や腰痛で力を発揮できなかった。そんな経験はなかったでしょうか。

また、私のクリニックには職場などで「人間関係を壊してしまった」と涙ながらに訴えてくる人もいらっしゃいます。よく話をうかがうと、生理前や生理中にイライラが強くなり、感情を抑えられなくなって、周りの人にきつい言葉を投げてしまった——そんな状況が多いようです。

イライラなどの精神症状は、一見その人の性格や仕事などからくるストレスに原因があるように思えます。そのため本人も生理と関係した症状と気づいておらず、親しい友人に「婦人科を受診したほうがいい」と強く勧められて来院したという女性もいました。

つまり当の本人が思っている以上に、生理による心身の変化が仕事や生活に暗い影を落としていることもあるのです。

そこで、読者の方にも自分の生理の状況を振り返っていただくために、チェックリストを作ってみました。日頃、「自分は生理が重いほう」と思っている人は、次に挙げた項目に当てはまるものがないか、チェックをしてみてください。

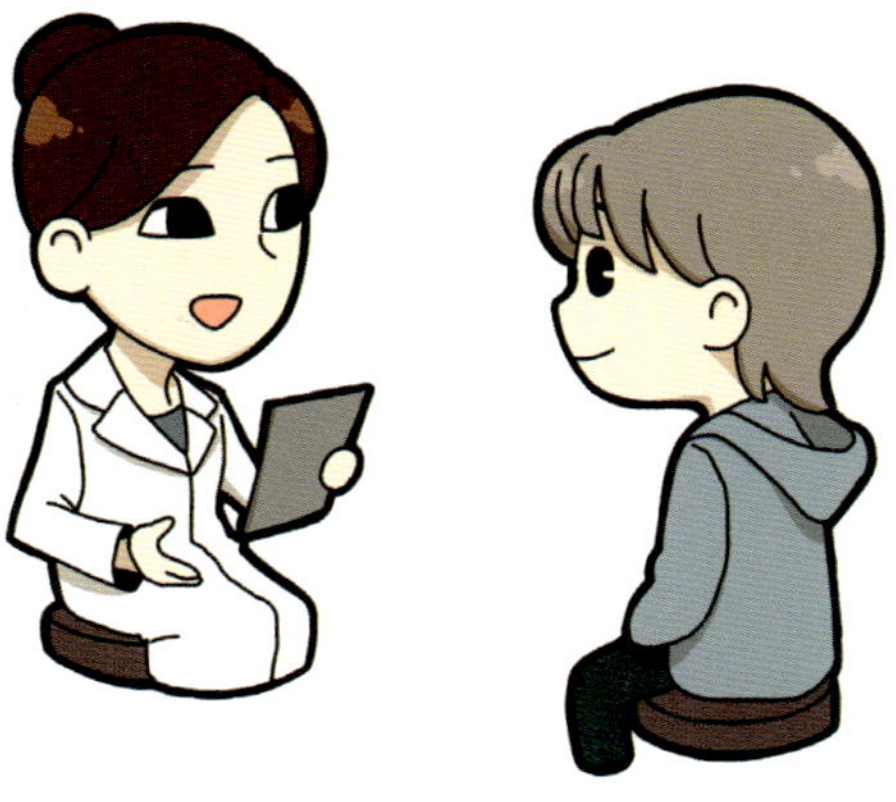

Check 1 「生理が重いほう」で、こんな症状・経験はない？

- □生理痛がひどく、毎回、鎮痛薬が手放せない
- □強い生理痛が3日以上続く
- □鎮痛薬がだんだん効かなくなってきた
- □出血が多く、ナプキンが1時間持たないことがある
- □多い日はナプキンだけでは不安がある（同時にタンポンを使う）
- □出血が1週間以上続く
- □健康診断で貧血と言われた
- □いつも体がだるく、疲れやすい
- □生理痛以外に、排便痛や性交痛がある
- □生理を理由に仕事や学校を休むことがある
- □生理痛で大事なイベントに出られなかったことがある

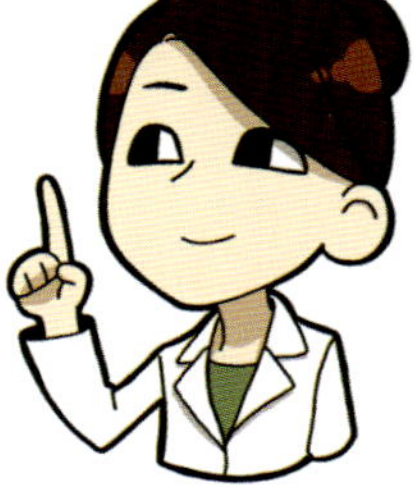

また、生理中よりも、生理が始まる1週間ほど前から生理が始まるまでの期間に不調が強くなるという人も多くいます。

さらに、生理自体は軽いという人でも、実は医師に相談したほうがいい状態のものもあります。それぞれの場合について、次に挙げたような症状などがないか、チェックしてみましょう。

Check 2 「生理前がつらい」で、こんな症状・経験はない？

- □生理前になると腹痛が強い、お腹が張る
- □乳房が張って痛む
- □頭痛やめまいがする
- □肌荒れ、ニキビが増える、化粧ノリが悪くなる
- □便秘や下痢になる
- □手足の冷えや肩凝りがつらくなる
- □食欲不振になる、反対に食欲が増す
- □イライラして怒りっぽくなる
- □気分が落ち込み、憂うつになる、悲しくなる
- □仕事などに集中できず、無気力になる

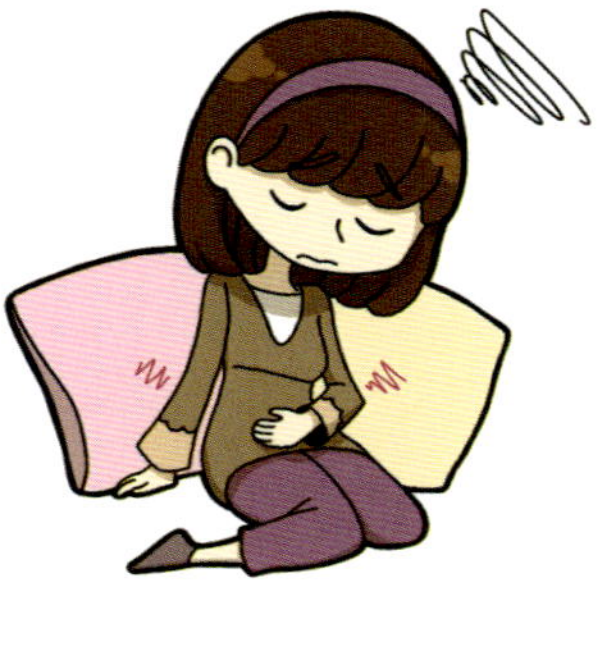

Check 3 「生理は軽いほう」で、こんな症状・経験はない?

□生理の周期が安定しない
□(妊娠していないのに)生理が3カ月以上こないことがある
□出血が2日ほどで終わる
□出血が少なく、2日目でもナプキンを変えずに済む
□生理中、赤い色の出血が一度もなく、茶色いおりもの程度
□激しいダイエットをしている(したことがある)

さて、当てはまる項目はありましたか?

3つのチェックリストそれぞれで当てはまる項目が複数あり、その症状が続いている、同じような経験を繰り返しているというとき、またその症状などを日常生活で「つらい」と感じているのであれば、一度、婦人科の医師に相談することをお勧めします。

「普通と違う」は異常のサイン！体からのメッセージを見逃さないで

それでは「普通の（心配のない）生理」とは、どういうものでしょうか。

小中学校や高校の保健体育の授業で習ったかもしれませんが、ここで改めておさらいしておきましょう。

生理とは、成熟した女性の子宮から周期的に起こる、生理的な出血のことです。生理が起こる詳しいしくみはChapter3で解説しますが、成熟期の女性の子宮は、周期的にその内膜をふかふかに厚くし、妊娠のための準備をしています。

そして排卵のタイミングに合わせて妊娠が起こらなかったとき、厚くなった内膜がはがれ落ち、体外に排出されます。これが生理の出血です。

婦人科の教科書によると、正常な生理は、「25〜35日の周期で起こり、通常3〜7日間続く」となっています。子宮が収縮することによって下腹部痛などの痛み（生理痛）を伴うことがありますが、自然に1〜2日で治まるのが一般的です。

このような「正常」の範囲で生理が周期的に起こるということは、女性の体の調子がバランス良く整っていることの証でもあります。

反対に、生理周期がこの期間を外れているとか、出血の日数が多すぎる・少なすぎるといったときは、なんらかの異常があるかもしれないと体が教えてくれているのです。

産婦人科医として女性の生理に向き合ってきた私の経験から補足すると、生理痛も1～2日のことで、市販の鎮痛薬を飲めばほぼ支障なく生活できるという感じであれば、そのまま様子を見ていて問題ないことが多いと思います。

一方、鎮痛薬が手放せないような強い痛みが3日以上続く、出血量が多くナプキンが1時間と持たない、生理痛以外に排便痛などの下腹部の痛みがあるといったときは、子宮内膜症（37ページ参照）や子宮筋腫（39ページ参照）などの病気が隠れている可能性が高いと考えられます。

また、成熟期の女性で生理が何カ月もこないとか、生理日数や出血量が少なすぎるのも、問題です。排卵が順調に起きていない可能性があり、将来の不妊や早期閉経につながることがあるからです。くれぐれも「生理が少なくてラクでいい」と放置しておかないでくださいね。

「我慢で乗り切る」から「もっと輝く」へ

私は産婦人科医としてのキャリアを歩み始めて20年以上になりますが、実は私自身、毎月生理がくるたび、とても苦しんできた一人です。

若い頃から生理痛がひどく、鎮痛薬を飲み続けても痛みが治まらず、生理直前から生理が始まって3～4日はほとんど使いものにならない、という状態でした。20代後半で医師になってからも、あまりの痛みに吐き気がして、鎮痛薬だけでは治まらず、同僚に吐き気止めを処方してもらったこともありました。出血も多量で、ドッと経血が出たときにナプキンでカバーできずに衣服を汚してしまい、看護師に替えの下着を買いに走ってもらったこともあるほどです。

しかし、当時はあまり良い治療法がなかったこともあり、ただひたすら鎮痛薬を飲んで「嵐が過ぎ去るまで耐える」だけでした。そんな重い生理はやがて子宮内膜症へと進展し、20代の終わりには手術治療も受けています。

今から思うと、強い生理痛は中学生の頃にはすでにあったのですから、もっと早い時点で生理痛ときちんと向き合い、医師に相談をして具体的な対処をしていれば、手術を避けることができたのにと悔やまれます。

その後、私は30代半ばからは低用量ピル（Chapter4）を内服するようになり、さらに40代半ばからはミレーナ（子宮内黄体ホルモン放出システム、125ページ）を使用するようになり、ようやく毎月の痛みから解放されました。

そんな私から皆さんにお伝えしたいのは、生理によって痛みやつらい症状があるのであれば、できるだけ早い段階で医師に相談してほしいということです。昔に比べると今は、生理の悩みに対処できる方法も増えてきています。

私がそうだったように、生理のつらさを我慢しているうちに病気が進行してしまう例もあります。それだけでなく、例えば生理でつらいのは月に3日だとしても、1年間では36日。これは1年のうちおよそ1カ月は、その人本来の力が発揮できていないことになります。

そんな生理で苦しむ女性を少しでも減らしたいというのが、本書の目的の一つです。「我慢で乗り切る」から、「つらいことを減らして、もっと輝く」へ。そんなふうに、意識を切り替えていきませんか？

Chapter 2

今どきの働く女子こそ、
要注意。
知らないうちに上がっている、
女性特有の健康リスク

昔よりも現代女性のほうが健康リスクが上がっているってホント!?

近年、日本の女性はとても長生きになりました。

厚生労働省の発表によると、2017年の日本人女性の平均寿命は87・26歳。世界でもトップクラスの長寿を誇っています(ちなみに男性は81・09歳)。

20~30代の女性であれば親世代はもちろん、70~80代の祖父母世代もまだまだ元気で、趣味に旅行にとシニアライフを楽しんでいる、という人も多いかもしれません。

でも、日本の女性がここまで長生きになったのは、実はこの50~60年の話です。今の祖父母世代が若い頃、日本人の寿命は今よりもずっと短いものでした。例えば、1947年の日本女性の平均寿命は53・96歳。男性はさらに短く50・06歳。まさに人生50年という時代です。

今でいう〝アラフィフ〟で人生が終わりだったなんて、現代ではとても想像ができませんね。

わずかな期間に人生が30年以上も延びたのはなぜでしょうか。

それは、戦後になって医療が進歩し、結核などの感染症で命を落とす人が大きく減ったことが挙げられます。また、若い女性は戦後すぐの頃までは出産で命を落とす人も珍しくありませんでした。当時は自宅で助産師が赤ちゃんを取り上げるのが一般的で、トラブルへの対応や衛生状態などが不十分だったのです。

今は病院で出産をする周産期医療が整い、以前に比べるとずっと安全に妊娠・出産に臨めるようになっています。

そのほかにも栄養状態の改善や生活スタイルの変化など、いろいろな要素が関係していると思いますが、全体として女性の健康度が上がってきたために、長生きが可能になったことは事実でしょう。


ところが、これだけ医療が進歩した時代にもかかわらず、昔と比べて女性の健康リスクが高まっているものがあるのです。

それが、毎月の生理や女性ホルモンが関係する「女性特有のトラブル」です。

未婚、晩婚、少子化で、一生のうちの生理の回数が大幅に増加

戦前から戦後直後の頃の女性の体と、今の女性の体で、最も大きく変わったのは何でしょうか？

身長が伸びて体格が良くなった。栄養状態が良くなり若々しくなった。それらも確かにありますが、大きな変化とまではいえません。

大きく変わったもの――それは、「生理の回数」です。

現代の女性にとって生理は、初潮が始まってから50歳頃で閉経を迎えるまで、ほとんど切れ目なく付き合っていかなければならないものになっています。

しかし、昔の女性は生理の回数が今ほど多くはなく、一生の回数で比べると3分の1から5分の1程度だったとする説もあります。これは一体、どういうことでしょうか。

前の章でも述べましたが、生理は成熟期の女性の子宮が、周期的に排卵し妊娠が起こらなかったときに、不要となった子宮内膜組織を体の外に出すというしくみです。そのため、妊娠中から産後の授乳期間にかけては排卵が抑えられ、生理が止まっている期間があります。

昔の女性は「子だくさん」が当たり前で、1947年でいえば一人の女性が生涯に産む子どもの数は、4・54人でした。平均が4~5人ということですから、子どもが7人、8人という家庭もたくさんありました。

また結婚年齢も若かったため、20歳前後から30代半ば頃まで、妊娠・出産・授乳を繰り返していた女性も多かったのです。つまり、その期間の大半は生理が止まっていたわけです。

もちろん妊娠・出産は、それ自体が女性の体に大きな負担をかけますが、生理という点では回数は少なく、生涯の生理の回数は90~150回程度だったとの指摘もあります。それに対して、現代の女性はどうでしょう。

皆さんもお分かりのように、だいぶ状況が違いますね。

戦後、日本社会でも欧米式のバースコントロール（避妊や出産数の管理）の意識が広がり、子だくさんから、2、3人の子どもを大事に育てるというかたちに

図表1　ライフスタイルの変化に伴う生理の回数

現代女性は、昔の女性に比べて出産回数が減ったため、生涯に経験する生理の回数が増加している

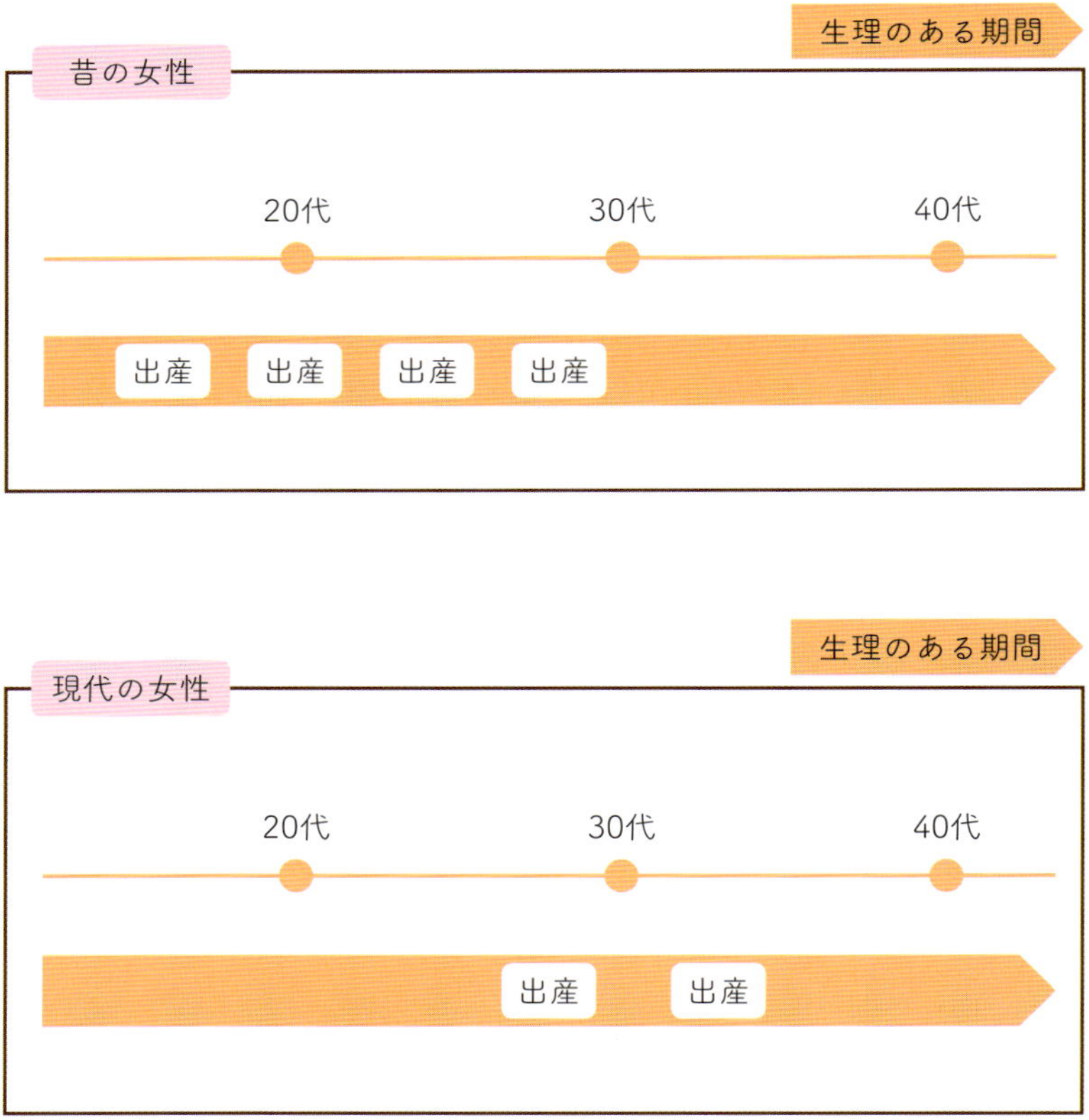

合計特殊出生率

4.54人（1947年）→2.13人（1968年）→1.45人（2015年）

変わってきました。それが高度成長期といわれる頃です。

１９８０年代頃からは女性の社会進出が進んだこともあり、未婚化や晩婚化、少子化がいっそう顕著になりました。

２０１５年時点で、一人の女性が生涯に産む子どもの数は、１・45人。しかも結婚年齢や出産年齢が高くなっているため、20代後半から30代にかけて１〜２回出産をするというのが今の平均的なスタイルです。一生涯で結婚しない女性、子どもを持たない女性も今ではまったく珍しくなくなっています。

さらに昔に比べて栄養状態が良くなり、初潮が始まる時期は早くなり、閉経は遅くなる傾向があります。

子どもを産む人であっても、初潮が始まった10代前半から50代にかけて、妊娠・出産で生理がない数年間を除けば、その前後にそれぞれ20年程度、生理が続きます。子どもを産まない人であれば、ほぼ40年間、毎月休みなく生理がくることになります。

そのため、現代女性が生涯で経験する生理の回数は、４５０回程度ともいわれます。昔の女性に比べると、3〜5倍も生理の回数が多くなっているのです。

ここで問題になってくるのが、生理のリズムをつくる女性ホルモンの一つである「エストロゲン」です。

エストロゲンは、子宮内膜を増殖させ、生理を起こさせるホルモンです。エストロゲンは女性らしい体型や美しい肌をつくり、生活習慣病から体を守るなど、私たち女性にさまざまな恩恵を与えてくれています。

しかし一方で、生理の回数が多くなるほど、体がエストロゲンにさらされる期間が長くなり、その結果、エストロゲンに影響を受ける女性特有の病気のリスクが高くなってしまうのです。

どんどん生理が重くなるのは「子宮内膜症」の可能性が！

例えば、生理の回数が多くなったことで、昔よりもリスクが高くなった婦人科疾患の代表に「子宮内膜症」があります。

子宮内膜症とは、子宮の内膜以外のところに内膜によく似た組織ができてしまう病気です。

子宮の内膜は、エストロゲンの影響を受けて増殖し、生理がくるとはがれ落ちて膣から体の外に出ます。別の場所にできた内膜組織も、これと同じようにエストロゲンの作用で周期的に増殖し、出血を繰り返します。しかし子宮以外の場所では、はがれた組織や血液が体外に出ることができないため、その場に溜まって炎症や癒着など、さまざまなトラブルを起こすのです。

最近では、生理のある女性の10人に1人は、子宮内膜症を持っているといわれます。子宮や卵巣が腫れて子宮内膜症と診断されることが多いのは30～40代ですが、痛みなどの症状から子宮内膜症の初期を疑わせる患者は10代でも20代でも増えています。

子宮内膜症の主な症状は、強い生理痛と出血量が多い過多月経です。生理を繰り返すことで病巣が増殖していくため、痛みや出血量が年々重くなっていくのが特徴です。

病巣ができた場所や大きさ、炎症などの状態によって症状も異なりますが、子宮とその後ろの直腸との間にあるくぼみ（ダグラス窩《か》）に癒着や炎症が起こると、性交痛や排便痛が起こります。

また、卵巣内に子宮内膜症の病変が発生したものを「卵巣チョコレートのう胞」といいます。この場合、腫れて大きくなった卵巣が破裂すると、激痛におそわれます。卵巣チョコレートのう胞は卵巣がんに変化することもあるので注意が必要です。

さらに、子宮内膜症によって卵巣や卵管に癒着があると、不妊の大きな原因にもなります。

子宮内膜症が疑われるような重い生理や、強い生理痛があるときは、できるだけ早い段階で病院を受診し、必要な検査や治療を受けてください。

図表２　子宮内膜症の説明図

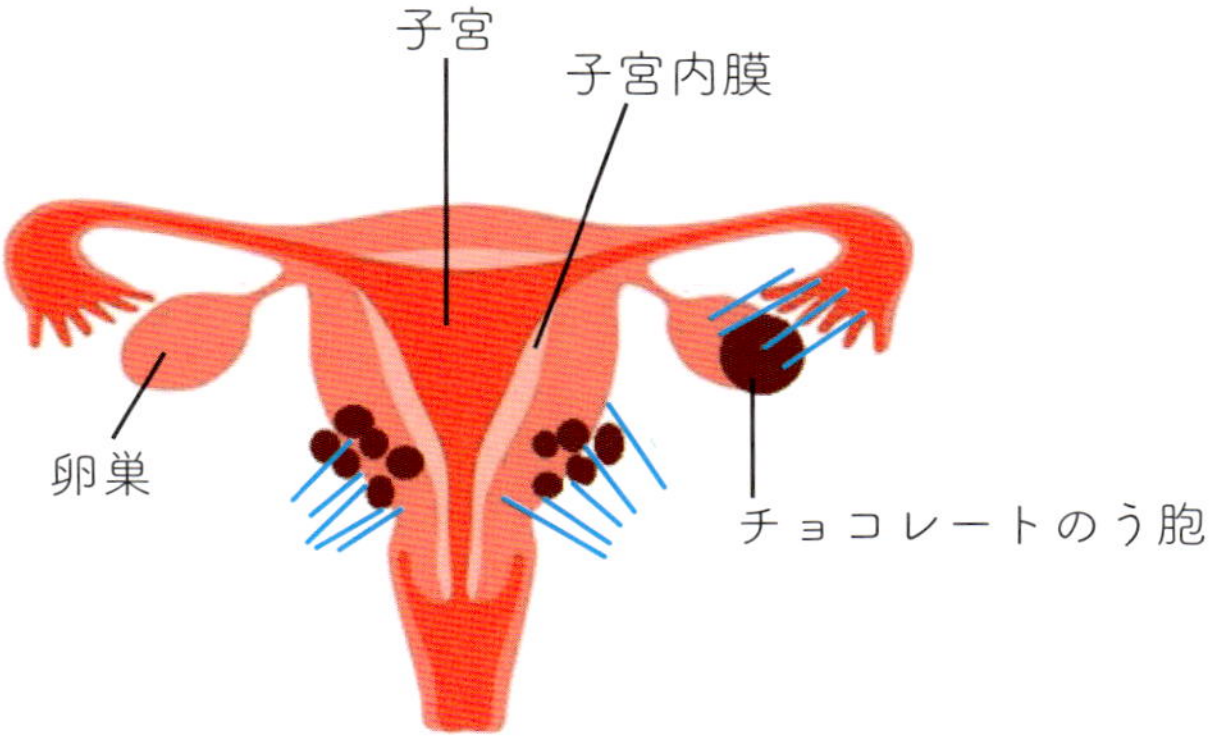

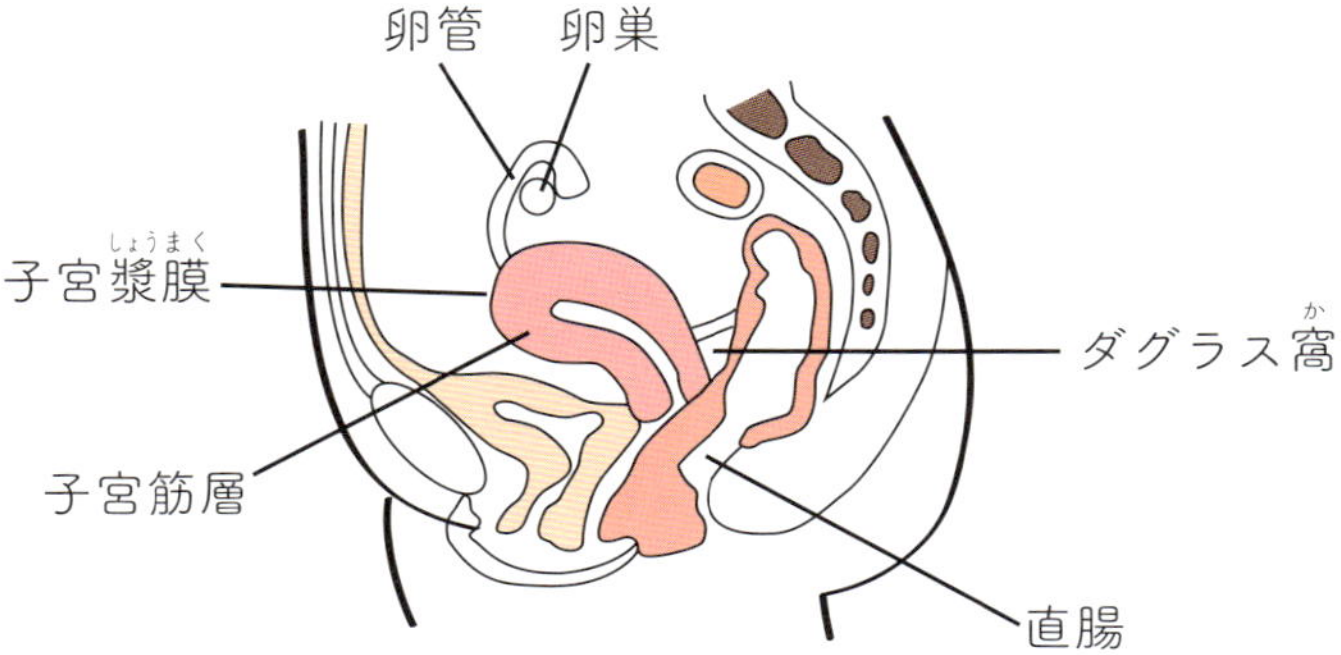

これは私の経験も含めて言いますが、仕事や家事、育児で忙しい女性ほど「今は忙しいからまた時間ができたら……」と受診を後回しにしがちです。

けれども、病気が進行してしまうとそれだけ治療も難しくなってしまいます。

忙しい人ほど、毎月の痛みに耐えるだけのつらい時間を、快適に動ける時間に変えるためにも、早く受診されることをお勧めします。

知らないうちに患う人も少なくない「子宮筋腫」

エストロゲンの影響を受ける病気には、「子宮筋腫」もあります。

子宮筋腫は、子宮の筋層にできる良性のコブ（腫瘤《しゅりゅう》）です。コブはスーパーボールに近い弾力があり、できる位置や大きさ、数などは人によりさまざまです。

なぜコブができるのかは不明ですが、女性ホルモンのエストロゲンが関係していることが分かっています。20代で筋腫ができはじめ、その後、数が増えたり大きくなったりしていき、閉経すると筋腫は自然に小さくなります。

遺伝性はありませんが、40代の女性では3～4人に1人が筋腫を持っているといわれるほどよくある病気なので、親子や姉妹で子宮筋腫があるということも珍しくありません。

子宮筋腫は筋腫のできる部位により、漿膜《しょうまく》下筋腫、筋層内筋腫、粘膜下筋腫の3つに分けることができます。

まず漿膜下筋腫は、筋層から子宮の外側に向かって大きくなる筋腫です。筋腫が大きくなり、周りの臓器を圧迫するとさまざまな症状が現れます。筋腫が子宮の前側にあり、膀

図表3　子宮筋腫の説明図

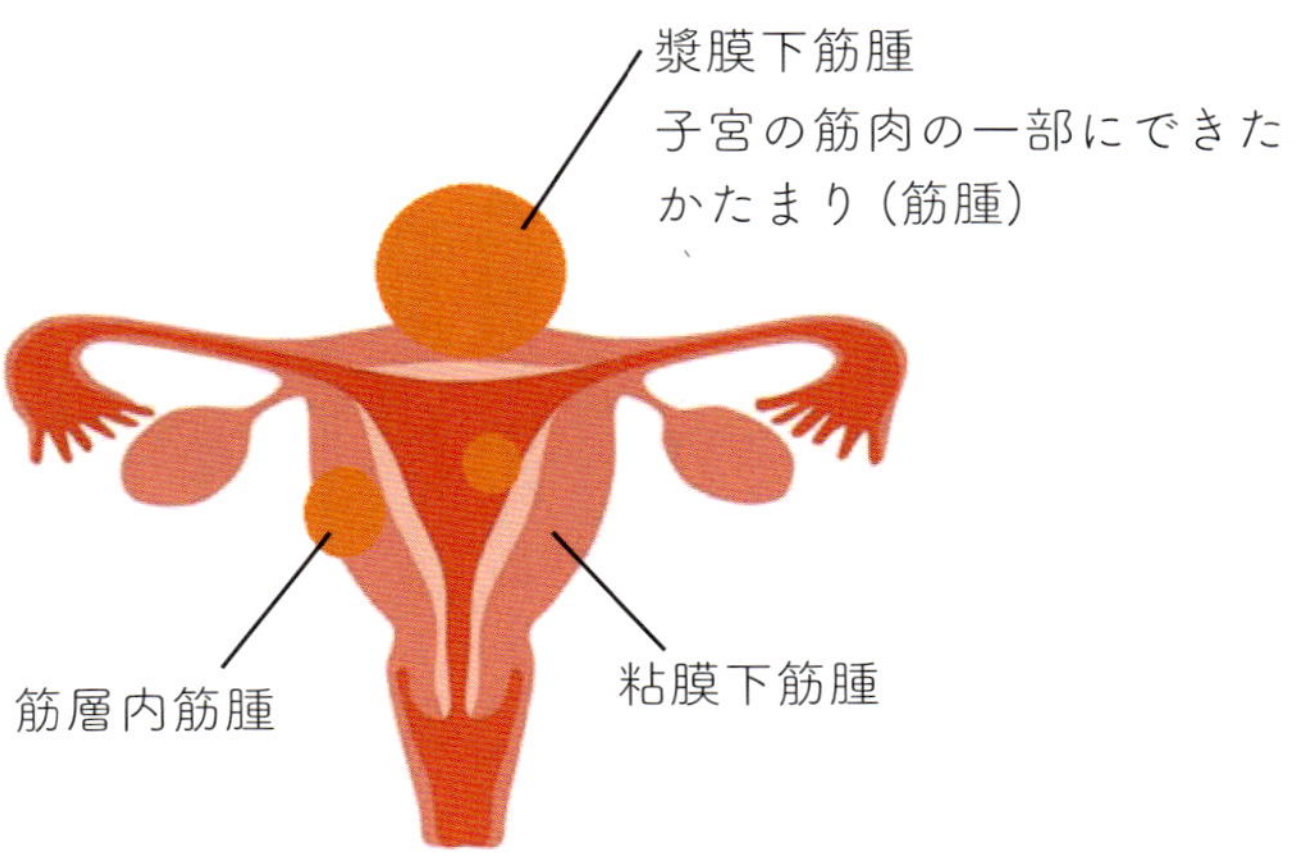

胱を圧迫すると頻尿や排尿困難が起こりますし、後ろ側で腸や後腹膜を圧迫すると、腰痛が出たりします。人によってはまったく症状が出ないことも多く、毎月の生理への影響が少ないタイプの筋腫です。

次に、筋層内筋腫は、子宮の壁を形作っている筋層にできる筋腫をいいます。筋層のなかでも、内膜に近い位置に筋腫ができると、生理のときの痛みや出血量が増えていきます。

粘膜下筋腫は、子宮内部にコブの一部、またはほとんどが飛び出している状態のものです。このタイプの筋腫があると、生理痛や出血量がひどくなります。

また粘膜下筋腫があると、受精卵が子宮内膜に着床しづらくなり、不妊の原因になることがあります。さらに妊娠中は、子宮筋腫があると子宮が伸びづらくなり、お腹が張る（子宮収縮）原因になったり、分娩時に陣痛が弱くなったりすることがあります。

子宮筋腫は基本的に良性のコブであり、閉経すれば小さくなるものですから、多くの場合、特に治療をせずに経過観察となります。しかし、時に大きくなった筋腫が血行不良によって変性し、急激な腹痛や発熱などを起こすこともあり注意が必要です。

生理痛が強い、出血量が多いという人は、治療が必要な子宮筋腫かどうか、そして子宮筋腫以外の病気の有無を確認するためにも、やはり早めに病院を受診しましょう。将来、妊娠を希望する女性も子宮筋腫が妊娠・出産の妨げにならないよう、定期的に経過を見ていく必要があるでしょう。

「性感染症」は不妊の原因になることも

また、若い女性に注意してほしいのが性感染症です。

セックスによって感染する性感染症には、クラミジア、淋菌、性器ヘルペス、梅毒、HIVなど、性感染症がやっかいなのは、多くは感染していても初期には自覚症状がなく、本人も知らないうちに感染を広げてしまう恐れがあることです。

特に近年、多くなっているのがクラミジア感染症です。

クラミジアはもともと日本で多い性感染症の一つですが、近年、性行動が活発になる20代女性の発症が増加傾向にあります。さらに性交渉の低年齢化に伴い、10代での感染も多くなっています。性器だけでなくオーラルセックスにより、咽頭や目（結膜）に感染が起こることもあります。

女性の場合、性器クラミジアに感染すると子宮頸管炎を起こしますが、自覚症状が少なく、交際相手やパートナーとの間で感染を繰り返すことが珍しくありません。治療をせずにいると炎症が広がって不妊の原因になることもありますし、妊婦が感染すると流産や死産の原因にもなり、出産時に産道を通る赤ちゃんに感染するので注意が必要です。

ほかにも、2010年頃から急増しているのが梅毒です。

急増した理由は定かではありませんが、不特定多数の人と性交渉を持つ人の増加や、東南アジアなど、海外での感染なども理由の一つと考えられています。

私の印象でも、最近の若い世代は草食系といわれるように性への関心が薄い人も多いのですが、一方で性行動が活発な人たちもいて、そちらは男女ともに低年齢化しています。性に無関心な層と活発な層に、二極化している印象です。そうした一部の人の行動が感染拡大につながっているのかもしれません。

梅毒の主な症状は、性器や口腔粘膜の腫れ、手足や体に出る赤い発疹などですが、目立つ症状がないまま感染が続くことも珍しくありません。

妊娠している女性が梅毒に感染した場合、流産や死産を引き起こすほか、胎児への感染が起こることもあります。また治療しないまま長期に感染が続くと心臓や血管、神経系に重い障害を引き起こし、命にも関わります。

梅毒がこれまでにない急激な増え方をしているため、日本医師会が2018年に危機感を表明しているほか、自治体レベルで梅毒検査を無料化したところもあります。

クラミジアや梅毒などの性感染症を防ぐには、セックスのときにコンドームを正しく使うことが肝心です。本来は当たり前のことなのですが、自分の体を守るには「ちゃんとコンドームを使用する」ことを女性からも求めましょう。

増え続けている若い世代の「子宮頸がん」「乳がん」

若い女性に増えている病気では、「子宮頸がん」も見過ごせません。

子宮頸がんは、乳がんや卵巣がんと同じように女性特有のがんですが、若い人の子宮頸がんの原因はほとんどがヒトパピローマウイルス（ＨＰＶ）というウイルス感染によるものです（ＨＰＶ感染以外の子宮頸がんもあります）。

ＨＰＶ自体はとてもありふれたウイルスで、性交経験のある女性の過半数は一生に一度は感染するといわれています。感染をしても90％の人は免疫によって自然にウイルスが排除されますが、10％の人はＨＰＶ感染が長い間持続し、その一部ががんに移行するといわれます。

もともと子宮頸がんは40～50代に多い疾患でした。しかし最近では20～30代の若い女性に増えており、現在発症のピークは30代後半です。２０００年以降は患者数も死亡者数も増えていて、日本では毎年約１万人の女性が子宮頸がんにかかり、約３０００人が死亡しています。

子宮頸がんも、がんになる前の病変や、がんでも早期の段階で発見できれば、後遺症などもなく回復するがんの一つです。

２０１９年現在、日本では子宮頸がん予防ワクチン（ＨＰＶワクチン）の定期接種は積極的には勧められていませんが、10代の性交渉を持つ前のワクチン接種の有効性と安全性は科学的に認められており、欧米先進国をはじめ世界70カ国で接種が行われています。ワクチンに加え、20歳からは1～2年に一度の子宮頸がん検診で、異常がないかチェックをしていくことが大切です。

若い世代のがんといえば、乳がんもあります。

一般に胃がんや大腸がん、肺がんといった臓器のがんは、年齢が高くなるほど発症する人が多くなります。罹患率を折れ線グラフにすると、50代後半や60代頃から急カーブで上昇していきます。

しかし、乳がんだけは少し違います。30代半ばから患者数が増えていきます。

乳がんも、実はエストロゲンの影響を受ける病気の一つです。そのため、乳がんのリスク要因には次のような要素も含まれています。

図表4　乳がんの主なリスク要因

・初経年齢が早い
・閉経年齢が遅い
・出産歴がない
・初産年齢が遅い
・授乳歴がない
・閉経後の肥満
・飲酒習慣
・一親等の乳がんの家族歴
・良性乳腺疾患の既往歴

図表5　がんの年齢別罹患率（2014年）

< 女性 >
（胃・肺・乳房・子宮・大腸）

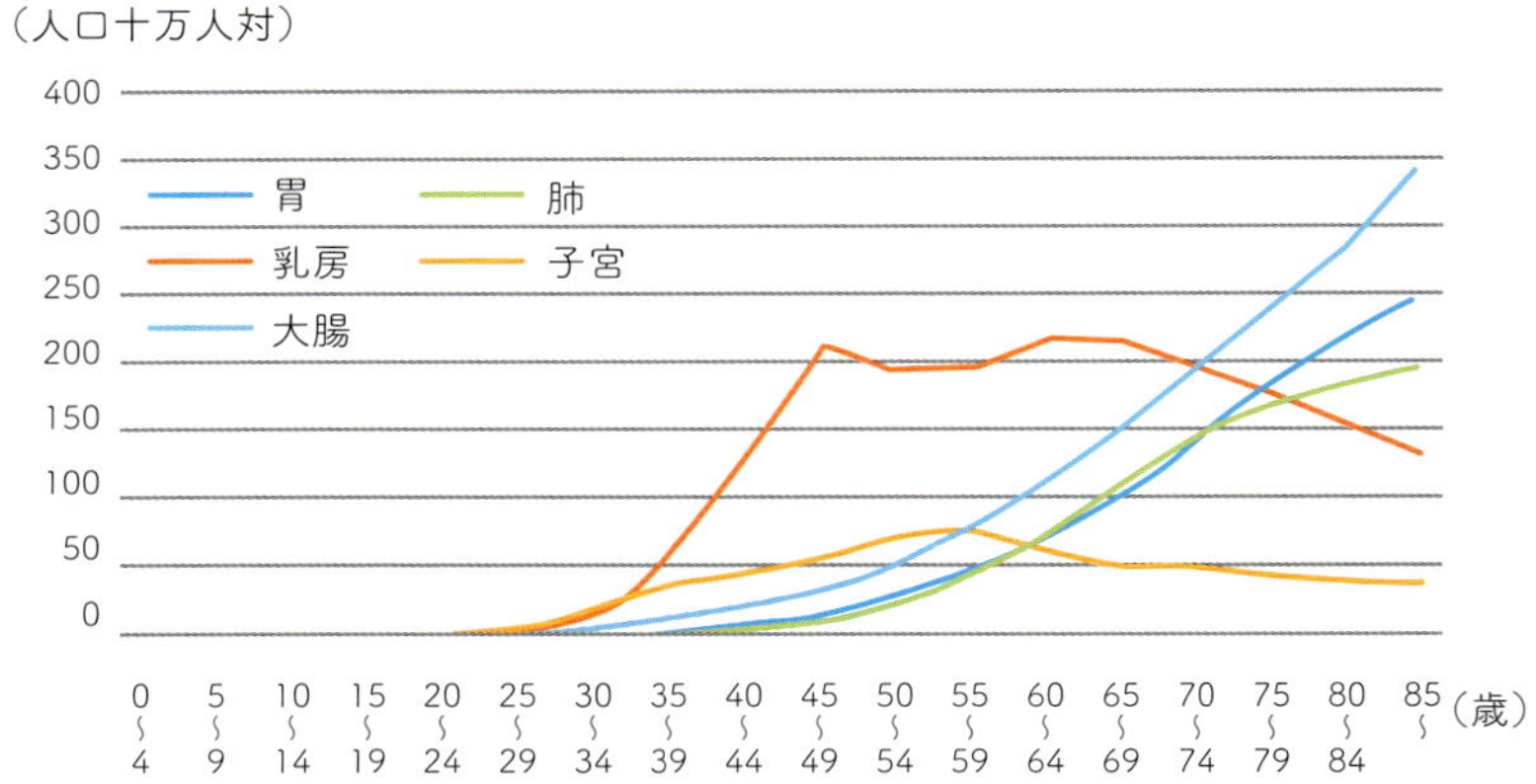

・初潮が早く（11歳以下）、閉経が遅い（55歳以上）
・初産が30歳以上
・出産経験がない

つまり、結婚・出産の時期が遅い人、子どもを産まない人も少なくない現代女性は、相対的に乳がんのリスクが高まっているといえます。

最近はタレントや女優、アナウンサーなど著名人が乳がんを告白する例も多くなっていますが、まさに誰にとっても他人事ではないのが乳がんです。

乳がんは何より早期発見が大切です。早期に発見できれば、10年生存率は90%を超えているため、「治るがん」ともいわれます。しかし、一部には悪性度の高いものもあり、命を落とす人もいます。

ピルなど女性ホルモン剤の内服で乳がんになることを心配される方が多いですが、40代半ばまでは女性ホルモンが自身の卵巣から分泌されるか、薬で体内に入るかの違いですので過度の心配は不要です。

成熟期の女性であれば日頃からセルフチェックを習慣にし、30代半ばからは、乳がん検診を忘れずに受けましょう。

例外として祖母や母親、姉妹など家族に乳がんや卵巣がんにかかった人が3人以上いる場合、遺伝的要因で若年での発症リスクが高くなります。年齢を問わず一度、病院を受診し、検診の頻度やタイミングなどを医師と相談しておくと安心です。

無理なダイエットで生理が止まる人も

現代女性の健康リスクは、これまでに挙げたような婦人科の病気だけではありません。もっと身近な生活のなかにもリスクが潜んでいます。

その一つが「ダイエット」や「やせ」の問題です。

「えっ、太っているよりやせていたほうが健康なんじゃないの?」と思った人もいるかもしれません。

それにモデルなどのキラキラした女性たちのように「スリムで美しくなりたい」というのは、多くの女性の願いです。

「あと○kgやせたい！」「ここの余分なお肉がなければ……」と、さまざまなダイエットを試みたり、食事や運動などの努力をしたりする女性たちの気持ちは、私もとてもよく分かります。


けれども、健康な範囲を超えてやせているのは、一つの健康リスクです。

医学的には体格指数（ＢＭＩ）で18・5～25・0が標準です。18・5未満の人は「やせ（やせすぎ）」に、25を超える人は「肥満」に分類されます。

日本女性にはもともと肥満は少ないのですが、近年は特にやせ志向が高まっていて、20代女性ではやせの割合が2割を超えています。

特に都会で働く女性はその傾向が顕著で、東京・丸の内エリアで働く20～30代のワーキングウーマン749人を対象にした調査（まるのうち保健室『〝働き女子〟約1,000名の生活白書』2015年）では、やせの女性が28％に上っていたということです。

対象の女性たちは、朝食を取らないなど食事が簡素化しているために栄養不足も深刻で、1日の食事の摂取カロリーは約1500キロカロリー。これは戦後の食糧難の頃よりも不足している数値でした。

産婦人科として言いたいのは、やせすぎや過度のダイエットは、女性の体にとって危険だということです。

やせで体脂肪率が22％、BMI18・5を切ると、生理不順や月経異常が起こりやすくなります。また短期間に体重が5kg以上または10％以上減少したり、体脂肪率が17％を切ったりすると、体重減少性の無月経に陥ります。

無月経になると、骨や血管、肌を守る作用のあるエストロゲンの分泌が減少するため、骨がもろくなって骨折が増えるなど、さまざまな弊害が現れます。さらに無月経の期間が長くなると、不妊につながることもあるのです。

体型や美しさも大切ですが、やはり「健康的な体重」を意識することが大切です。

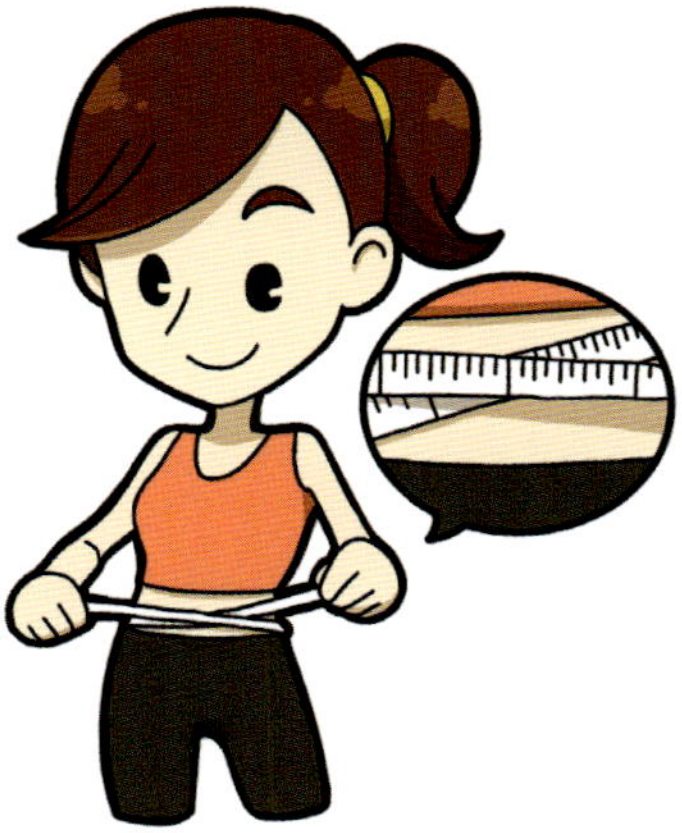

またこれは、美容目的のダイエットだけが問題なのではありません。10代20代のアスリートの女性たちも注意をしてください。

今の時代、さまざまな競技で日本の女性アスリートが目覚ましい活躍をしています。競技の選手ではなくとも、スポーツに打ち込む女性は増えています。しかし、競技の種類によっては体重制限や厳しい練習の追い込みによって、生理がなくなるケースが珍しくありません。

特に体操系は、体重の増加が技に影響しないように体重制限をするため、成人になっても子どものような体型の選手が多いですね。マラソン選手も走り込みで体重が絞られるようで、無月経や生理不順を抱える人が多いと聞きます。女性ホルモン（エストロゲン）の分泌が低下している状態では骨折を起こしやすくなります。生理がないのに貧血になっていることも多いです。

「競技を極めると、生理がなくなるのは仕方ない」というのは、古く間違った〝常識〟です。アスリートで体重管理をしていても、女性としての健康を守る方法はありますから、医師に相談してほしいと思います。

見た目は20代でも、「卵子の老化」は確実に進んでいる

現代女性の健康リスクとして最後にお伝えしたいのは、30代前後の女性にとって、ちょっとドキッとする話です。

皆さんも一度くらいは耳にしたことがあるかもしれませんが、ここであえてお話しておきたいのが「卵子の老化」の問題です。

今から25年ほど前には、結婚していない女性を揶揄する表現として「クリスマスケーキ」なんて言葉がありました。

クリスマスケーキの販売はクリスマスイブの12月24日迄が最盛期で、25日の午後8時を過ぎたものは売れ残り。それを女性の結婚になぞらえて、女性も25歳までが結婚に相応しいピークのときで、25歳を過ぎてしまった女性は寂しい売れ残り――そういう意味です。

今、若い女性にそんなことを言えば、絶対にモラハラ認定されてしまいますが、

それだけ社会的に結婚の平均年齢が若かったということもできます。

今は女性でも、社会に出て仕事のスキルを身につけたい、「結婚や出産は良い人がいればいずれ……」と考える人が多くなっていることもあり、結婚、出産の平均年齢はどんどん高くなっています。

厚生労働省のデータによると、1975年の平均初産年齢は、25・7歳。それに対して2018年の平均初産年齢は、30・7歳です。40年間で5年も高くなっています。

しかも最近の女性は30代になっても、20代と変わらず若くてきれいですから、今どきの女性にとって30歳を過ぎて子どもを産むのは〝普通のこと〟という感覚だと思います。

しかしながら、見た目は20代と変わらなくても、年齢が上がるとともに、卵子は確実に年を取っています。

特に35歳を過ぎると、卵子の妊娠する力がだんだん下がることが分かっています。卵子の細胞自体が老化し、染色体などの遺伝に異常が起こりやすくなるためです。40歳を過ぎると妊娠率は顕著に低下し、45歳では不妊治療をして妊娠が成立しても流産率が50％以上になり出産できるのは1％未満です。

「知らなかった」「まさか自分が……」で後悔しないために

私のクリニックは、さまざまな女性が受診されます。

なかには仕事や独身生活を楽しんでいたら、気づいたら40歳前後になっていた、という女性も少なくありません。そこで妊娠を考え始めたものの、私の説明で卵子の老化の事実を初めて知り、「えっ」と青ざめて言葉を失う……。そんなシーンが時々あります。

そういう女性は、40代後半になって出産した有名人の話などを見聞きして「自分も頑張ればまだまだ産める」と思っていたようです。いざとなったら卵子凍結もあるし、不妊治療を受ければいい、という女性もいます。

しかし、40代後半や50代での出産がニュースになるのは、それだけ希少だということです。最近少しずつ40代後半の出産が増えていますが、それは若い人からの卵子提供を受けて出産するケースが増えているからです。卵子を凍結してもなかなか妊娠できる環境が整わず、時間だけが過ぎてゆくケースが多いのです。

医療技術がどれだけ進化しても、子どもを産む性としての女性の体が急に変わるわけではありません。残念ですが、卵子の老化は厳然たる事実ですし、それは女性個人の努力ではどうにもならない部分があるものです。

もちろん、女性たちが結婚や出産時期を自分の希望で選べること自体は、良いことです。けれども、いつかは子どもを持ちたいという希望があるならば、「出産には適齢期がある」ということは、頭のどこかに置いておいてください。

また、平均的な年齢で結婚をして、子どもも普通に産めると思っていたのに、知らないうちに子宮内膜症のような病気が進行していて妊娠が難しい、という女性も決して少なくありません。

「まさか自分が……」「もっと早く知っていれば――」そう言って肩を落とす女性たちを私はたくさん見てきています。

私自身も産婦人科医としてキャリアを磨き、患者さん一人ひとりに向き合うことにやりがいを感じて過ごしてきましたが、子どもを持たなかったことでは、やはり寂しい思いもしています。これから人生を謳歌しようという若い女性たちには、知らなかったがために、同じことを繰り返してほしくないのです。

女性たちが自分の人生に納得して生きるためにも、女性である自分の体をよく知り、大切にしていってほしいと思います。

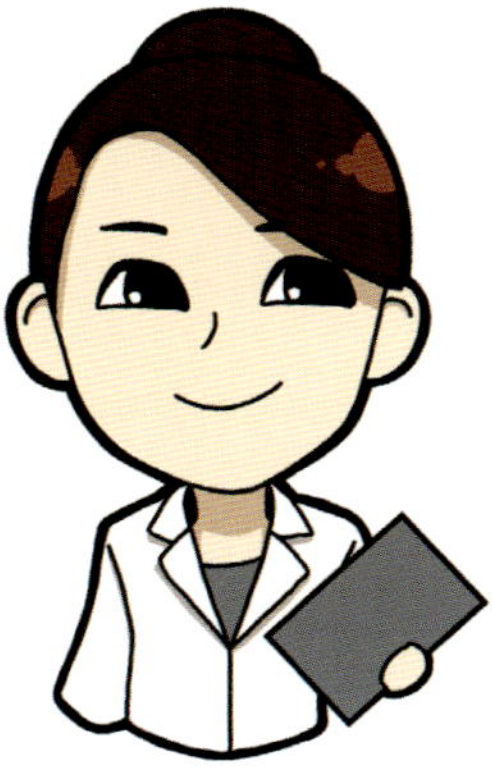

コラム

10代の子どもを持つ保護者の方へ
～生理のこと、セックスのことを話しましょう～

本書の読者は独身女性が多いかもしれませんが、将来の知識として「今どきの10代の性」についても少しお話ししておきます。親類や知人に10代の子を持つ保護者がいたら、このページを教えてあげてくださいね。

10代の中高生がクリニックを受診した際、セックスの経験があると分かることがあります。おりもののトラブルや腹痛、月経異常で受診されることが多いのですが、質問票や問診でセックスの経験の有無を聞くためです。

10代の子は保護者の前では正直に答えられないこともしばしばあるので、場所を変えて本人に直接声をかけることもあります。私のクリニックでは患者さんにセックスの経験があっても病状に関係がない場合は、保護者には伝えていません（お子さんがもうセックスしていますよ、とはわざわざ伝えません）。

しかし実際に妊娠している場合や、性病にかかっている場合は診察結果とともにセックスの経験をお伝えすることになります。またおりものの細菌培養では性病の検査項目があり、それについて保護者から質問されたときには、正直にお伝えします。

そういうとき、突然に娘の性交経験の事実を知り、パニックになる保護者も多くいます。最近の女子生徒では、中学校卒業時に約25%、高校卒業時に約50%の割合でセックスの経験があります。大事に娘を育ててきた親の気持ちからすれば、驚きと怒りはごもっともですが、頭ごなしに叱るのはやめましょう。冷静に事実を受け入れ、親子で話すきっかけにしてほしいと思います。相手は誰なのか？コンドームは使用しているのか？　性病感染や妊娠のことを考えていたか？　そうしたことを確認するのです。ここで叱ってしまうとますます話しにくくなり、本当に妊娠しても打ち明けてくれない関係になってしまう可能性があります。

また、娘だけではなく息子がいる家庭も、話し合う機会は必要です。

私の経験で、女の子が出産まで妊娠を隠していて、出産後に突然「あなたの子どもです」と相手に（相手も学生だった）連絡したケースがありました。家族も、学校の教師や友達も、誰も彼女の妊娠に気づかず、一人で悩んだ末の行動でした。

では突然、子どもが生まれたと知った少年とその家族はどうなったのでしょう？　自分の娘が妊娠した家庭では、進学や就職のことも考えて妊娠を継続するかどうか家族で悩むのは想像できるでしょう。一方、息子にいきなり子どもができたときは本人や家族はどう思うでしょうか。産んでもらいたい、または産んでもらいたくない、どちらもあり得るでしょう。

でも産むかどうかを決めるのは妊娠した女の子であり、その家族です。男の子とその家族は好むと好まざるとにかかわらず、事実を受け入れざるを得ないのです。

そういう意味では、男女どちらも性病や妊娠に関する正しい知識が必要です。そのうえで、安全なセックスの方法を伝えるか、または未成年でまだ出産・育児には適さないのだから、セックスはしないでほしいと伝えましょう。

さらに母親は、娘が初経を迎えたあとは、時々娘の生理周期を確認することをお勧めします。生理用ナプキンの枚数や大きさを見るだけでも、ある程度は予測ができます。ナプキン使用が少なすぎる、多すぎるといったときは、母娘で一緒に婦人科を受診されるといいでしょう。

Chapter 3

つらい症状に振り回されない「自分のカラダ」と上手に付き合う方法

女性の健康に関わる「女性ホルモン」ってどんなもの？

ここで皆さんに質問です。

職場の上司や同僚、友人、恋人など周りの人と上手に付き合うために必要なことは何でしょうか？　答えはいろいろあるかもしれませんが、基本となるのが「相手のことをよく知ること」でしょう。

これは、相手が自分の体であっても同じです。

上手に付き合うためには、自分の体のしくみや働きについて基礎知識を持ち、さらに「自分はいつ、どういう体調の変化があるかな？」と〝体が発する声〟に耳を傾けてみてほしいのです。自分の体のリズムや変化を把握すれば、不調やトラブルにも効果的に対処できるようになり、体はもちろん心もラクに、軽やかになるはずです。

そこで、まずは女性の体のしくみについて説明していきましょう。最初のテーマは「女性ホルモン」です。

そもそもホルモンとは何かといえば、あらゆる生命活動のために体内で作られる生理活性物質のことです。ホルモンの分泌はごくわずかな量ですが、周辺の組織に直接働くほか、血液にのって全身を巡り、さまざまなところで作用を及ぼします。子ども時代に身長を伸ばす働きのある成長ホルモンは有名ですが、最近では食欲に関わるホルモンや睡眠に関わるホルモンなど、私たちの体内には100種類以上のホルモンがあることが分かってきています。

そしてそのなかで、女性の生殖器である卵巣から主に分泌されるのが「女性ホルモン」です。毎月生理が起こるのも、妊娠・出産が可能になるのも、もちろん女性ホルモンの働きによるものです。

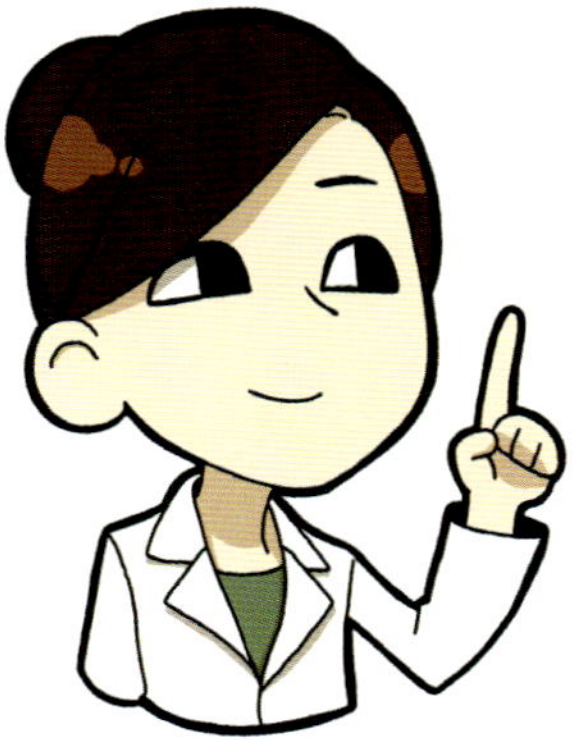

女性ホルモンは一生のうちに分泌量が大きく変わる

女性の生涯のなかで、女性ホルモンはいつも同じように分泌されているわけではありません。ライフステージによって分泌量が劇的に変化します。

まず女性ホルモンの分泌がぐんと増えるのが、10代の「思春期」のとき。この時期に体型が丸みを帯びてきたり体毛が生えてきたりして、平均して12歳頃に初潮を迎えます。ただしこの

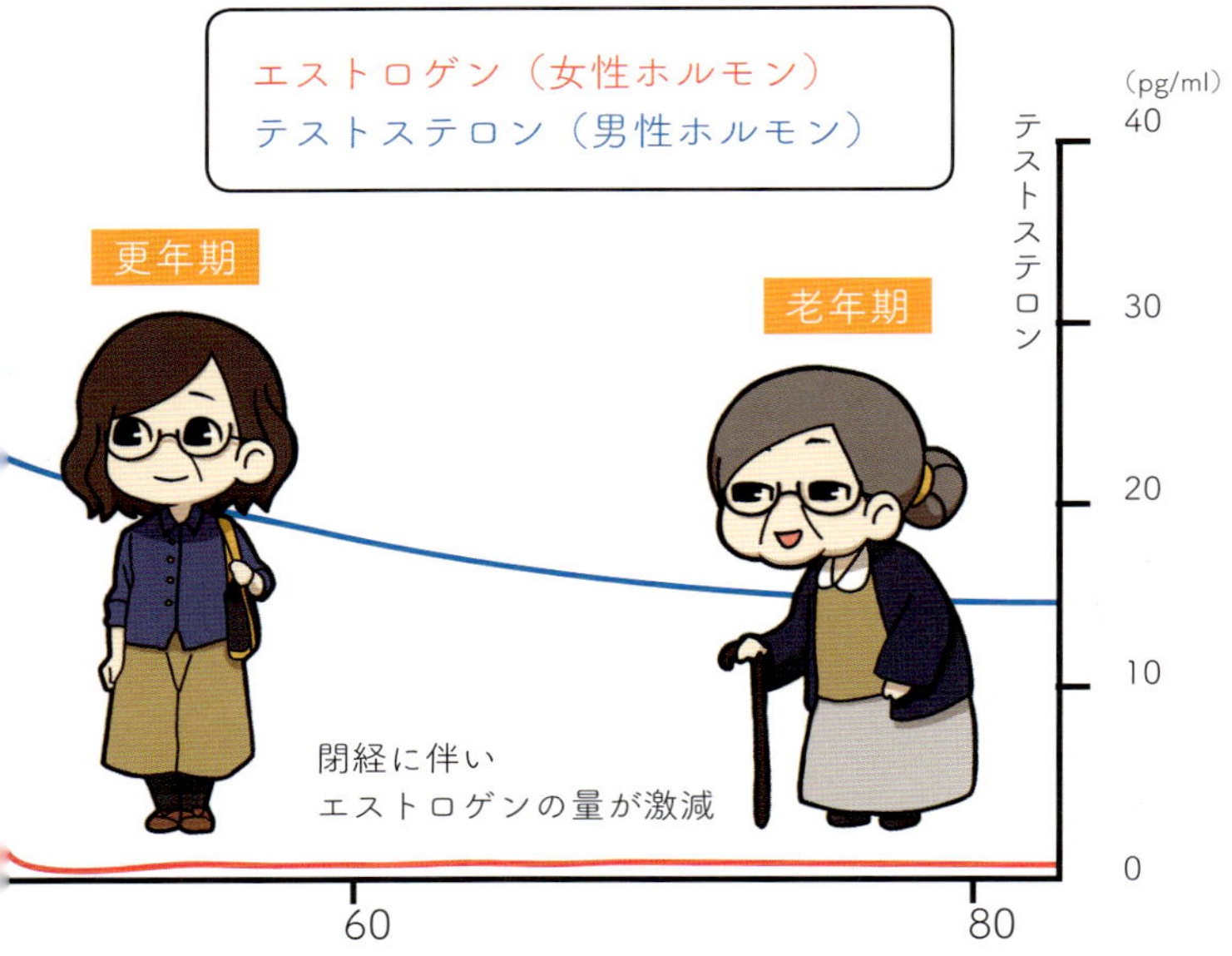

時期は、まだ女性としての体は成長途上の段階で、生理の周期やホルモン分泌も安定しません。

そして20歳頃になると女性としての体がほぼできあがり、生理の周期も整ってきて、女性ホルモンの分泌はピークを迎えます。この頃から40歳頃までの約20年間を「性成熟期」といいます。この時期は恋愛、結婚、妊娠、出産と女性の人生も大きく展開していくときです。

次に、40代に入る頃から女性ホルモンの分泌量は減少し始めます。それに伴って、生理の周

図表6　女性の一生とホルモン分泌量

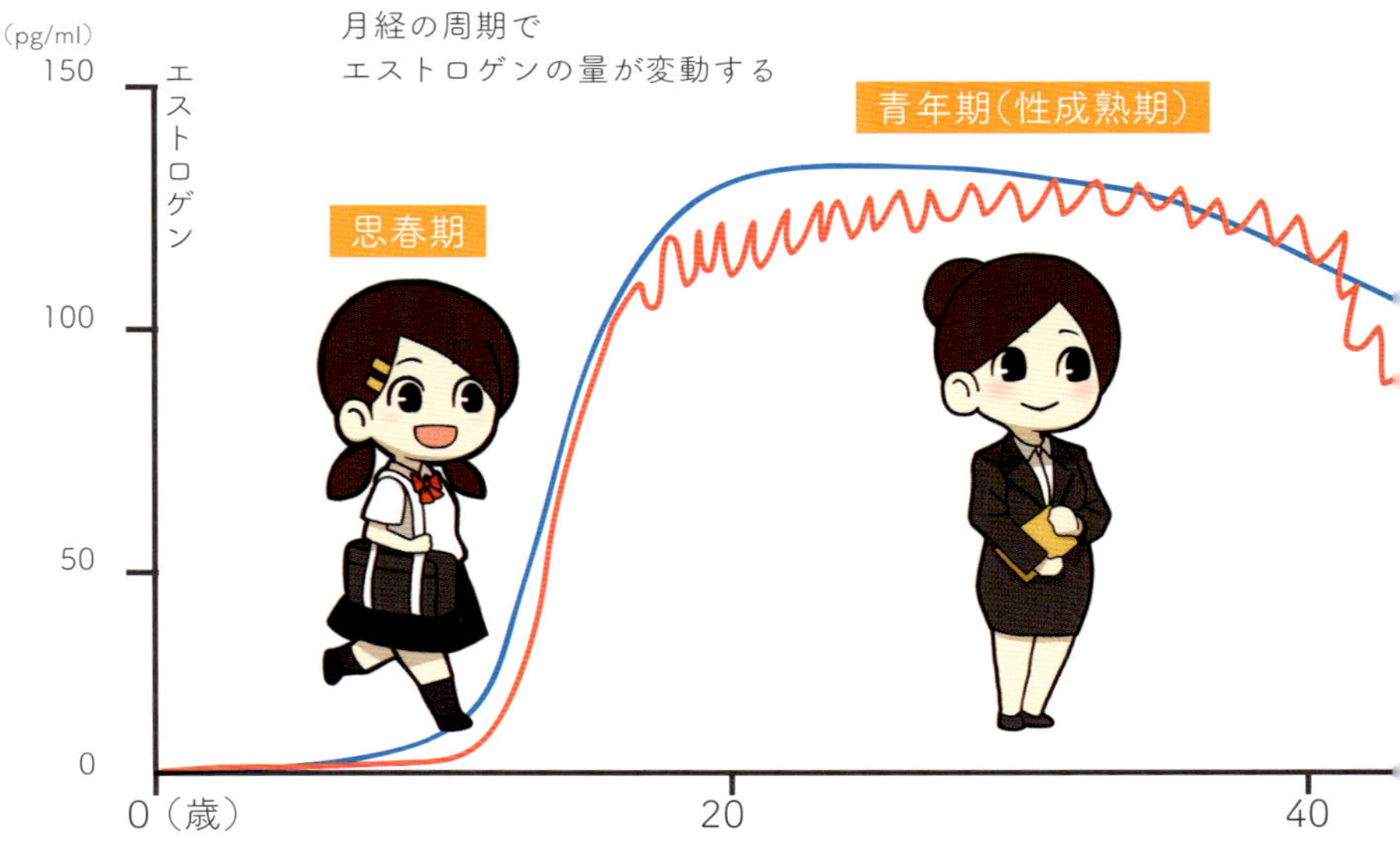

期や体調にもさまざまな変調が起こります。

日本女性の平均閉経年齢は約50歳ですが、その前後の5年間、45～55歳の頃を「更年期」といいます。この時期はホルモン変化に加え、社会的にも責任が重くなり、子どもの進学や独立、老親の介護などの負担が重なることもあり、心身のバランスが崩れやすいときです。

更年期のあとは、「老年期」となります。この時期には、更年期にあったような大きな体調の波はなくなりますが、卵巣からの女性ホルモンの分泌がほとんどなくなります。それまで女性の体を守ってくれていた女性ホルモンがなくなることで、病気のリスクが上がりやすくなるという特徴があります。

つまり、女性ホルモンが分泌されているのは、初潮から閉経までの35～40年間ほどになります。日本女性の平均寿命が87歳あまりですから、女性たちは人生のおよそ半分を、女性ホルモンとともに過ごしていくことになります。

ちなみに、男性の思春期に分泌量が急増し、男性らしさをつくるのが男性ホルモンです。女性にも男性ホルモンが、男性にも女性ホルモンが少量ですが分泌されています。

女性の心身のリズムをつくる「エストロゲン」と「プロゲステロン」

実は女性ホルモンと呼ばれるものには、2つの種類があります。その2つとは「エストロゲン（卵胞ホルモン）」と「プロゲステロン（黄体ホルモン）」です。それぞれについて説明しましょう。

●エストロゲン（卵胞ホルモン）

エストロゲンは、卵子の元となる卵胞を成熟させるホルモンです。生理の後から排卵の前に分泌が高まり、妊娠に備えて子宮内膜を少しずつ厚くします。エストロゲンは丸みを帯びた女性らしい体型、みずみずしくハリのある肌、しなやかで艶のある髪など、女性美をつくるホルモンとしても知られています。

さらに動脈硬化を防ぐ、骨を強くする、精神的に安定し集中力や記憶力が増すなど、性成熟期の女性の心身の健康を強力にサポートしてくれています。

図表7　エストロゲンとプロゲステロンの主な作用

	エストロゲン（卵胞ホルモン）	プロゲステロン（黄体ホルモン）
生理や妊娠への主な作用	・卵胞を成熟させ、排卵を促す ・子宮内膜を少しずつ厚くする	・受精卵の着床に備え、子宮内膜を整える ・妊娠すると分泌が続き、妊娠を維持する
生理や妊娠以外の作用	・女性らしい体をつくる ・肌を美しくし、髪を艶やかにする ・動脈硬化を予防する ・インスリン感受性を高める ・骨量を維持し、骨を丈夫にする ・精神を安定させ、活動的にする ・分泌が多すぎると、子宮内膜症や子宮筋腫、乳がんなどのリスクが高くなる	・食欲を増進させ、太りやすくなる ・水分を保持し、むくみやすくなる ・ニキビなどの肌荒れが増える ・便秘や肩こり、頭痛、腹痛などが起こることがある ・イライラや精神不安定、集中力低下などが起きやすい ・分泌が多すぎると、PMS（月経前症候群）の原因となる ・基礎体温を上昇させる

ただし、エストロゲンが多ければ多いほど良い、というわけではありません。分泌が多すぎると子宮内膜症や子宮筋腫、乳がんといった女性特有の病気のリスクが高くなるため、注意が必要です。

●プロゲステロン（黄体ホルモン）

プロゲステロンは、排卵後から次の生理が始まる前にかけて分泌されます。

プロゲステロンは母性のためのホルモンともいわれ、妊娠が成立しやすくなるよう子宮内膜に作用します。この間に妊娠した場合は、プロゲステロンの分泌が続いて妊娠を継続させ、乳腺を発達させます。妊娠しなかったときは、2週間ほどでプロゲステロンの分泌が減少し、次の生理が始まります。

妊娠のための体づくりをするプロゲステロンは、妊娠していない女性にとっては少し困った面もあります。

それは食欲を増進させる（太りやすくなる）、むくみやすくなる、吹き出物が増える、便秘や頭痛、肩凝りなどが起こりやすい、判断力や集中力が低下する、といった作用があるためです。

プロゲステロンの分泌が多い時期に、こうした症状が強い場合は、月経前症候群の可能性があります。婦人科で相談してみましょう。

なお、女性ホルモンの分泌をコントロールしているのは、脳からの指令です。脳の視床下部から分泌する性腺刺激ホルモン放出ホルモン（ＧｎＲＨ）が下垂体へ、下垂体から分泌される卵胞刺激ホルモン（ＦＳＨ）や黄体化ホルモン（ＬＨ）が、卵巣に作用し、エストロゲンやプロゲステロンの分泌を促します。不規則な生活や強いストレスなどにより、脳からの指令がうまく働かないと月経不順の原因となります。

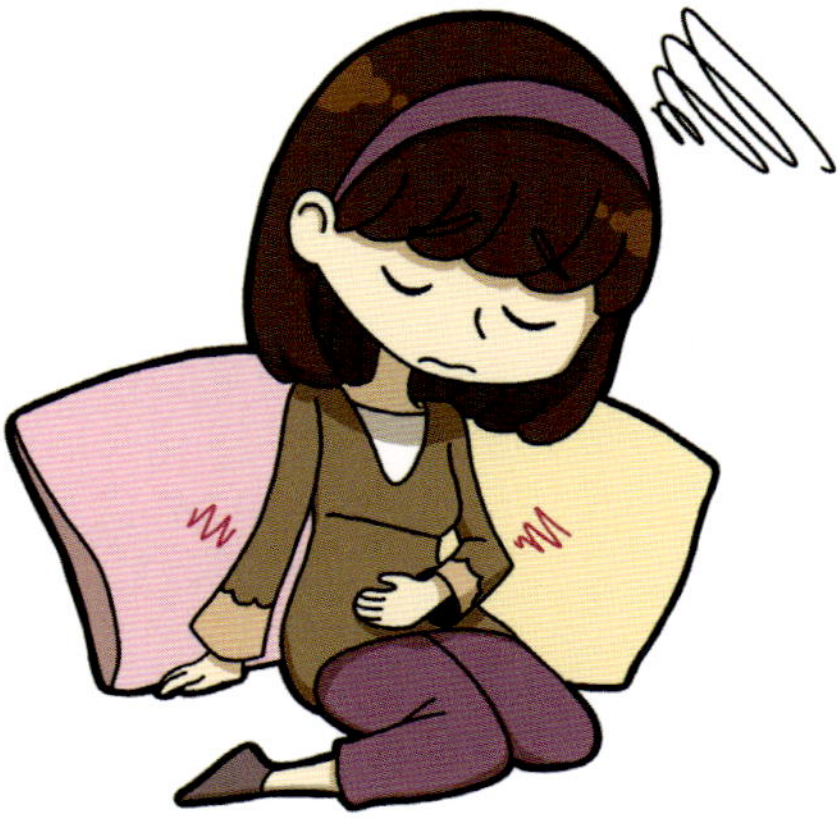

ホルモンの働きで妊娠の準備を繰り返すのが「生理」

次に取り上げたいのが「生理」についてです。

前にも触れましたが、生理とは周期的に排卵し妊娠が起こらなかったときに、不要となった子宮内膜組織を排出する、というしくみです。

そのしくみをもう少し詳しく見ていきましょう。

女性は生まれた時点で、卵巣のなかに卵子の元である原子卵胞を約200万個持っています。思春期になって女性ホルモンが分泌されるようになると、卵胞が成熟していき、径20㎜を超えるまで大きくなると卵胞が破れ、中から卵子が飛び出します。これが排卵です。このタイミングでセックスをして卵子と精子が出会って結びつくと受精卵が誕生します。

排卵が起こると、子宮は妊娠に備えて子宮内膜を厚くし、受精卵が着床しやすいように環境を整えます。ふかふかのお布団を用意して待っている、というイメージです。ここへ受精卵がやってきて着床すると、妊娠の成立となります。

しかし、妊娠しなかったときは、受精卵を受け止めるお布団のような子宮内膜は不要になるため、一定の期間を過ぎるとはがれ落ち、血液とともに体外に排出されます。つまり生理がくるわけです。


このサイクルは、次の4つの時期に分けられます（図表8参照）。
①卵胞が成熟していき、子宮内膜が増殖する「卵胞期（増殖期）」
②卵子が飛び出す「排卵期」
③プロゲステロンの分泌が高まり、妊娠に備える「黄体期（分泌期）」
④不要になった子宮内膜を排出し、子宮の環境をリセットする「月経期」

生理のある女性が一定の周期で体調に波があるのは、このサイクルによって2つの女性ホルモンが変化しているからです。

4つの時期のうち、女性が最も元気に過ごせるのは、生理が終わったあと1週間ほどの卵胞期（増殖期）。この時期はエストロゲンの働きがきれいに現れるため、肌は潤いがあって調子が良く、体もすっきりと軽く活動的に動けます。集中力や

図表８　女性ホルモン分泌と４つの時期

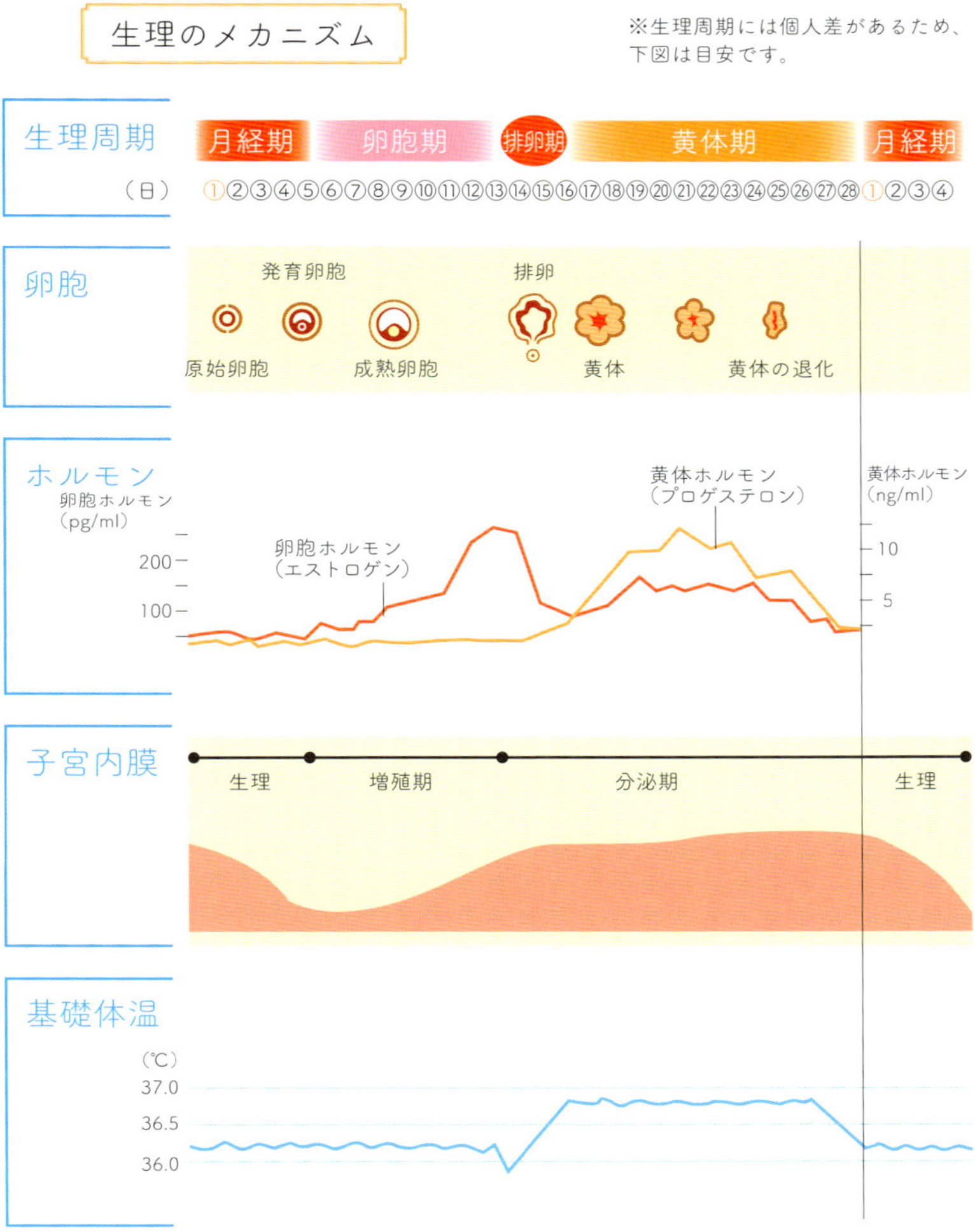

認知能力も高まるので、仕事や資格試験などの大事なイベントでも成果を出しやすい時期といえます。

一方、排卵を経たあとの黄体期（分泌期）、つまり次の生理が始まる前の2週間ほどはプロゲステロンの分泌が高まり、吹き出物などの肌荒れや便秘、むくみなどが起こりやすくなります。

精神的にもイライラややる気の低下などが生じやすいため、体や心に無理がかかりすぎないように意識してゆったり過ごしましょう。予定を詰め込みすぎない、リラックスできる時間をつくるなど、できる範囲で対策をすると生理前の不快症状が和らぐケースも多くあります。

自分の生理周期や特徴をつかんでおくことが大切

黄体期（分泌期）の次は月経期、いわゆる生理期間です。

多くの女性にとっては憂うつな期間かもしれませんが、ホルモンバランスが整っているか否かが目に見えて分かるチャンスでもあります。正常な範囲の（心配のない）生理がきているかどうか、時折チェックしてみましょう。

●正常な生理周期とは

73ページの4つのステージを繰り返す周期のことを、生理周期といいます。正確にいうと生理周期とは、生理が始まった1日目から、次の生理の前日までを指します。平均的な生理周期は28日間とされていますが、個人差も大きいため、25〜38日ぐらいまでは正常範囲とされています。

これより周期が短く、月に何度も生理がくるような状態を頻発月経、逆に周期が38日を超えて長いものを稀発《きはつ》月経といいます。

●生理期間や経血量の目安は

生理が続く期間や経血量では、生理開始から1〜3日間はしっかりとした赤い出血があり、その後少量の出血が3～4日ほどあり、全体として5～7日くらいの出血があるのが一般的です。特に初めの数日は経血量が多く、1日にナプキンを4～7回交換するくらいの量が目安です。

生理の周期や出血量などはなかなか人と比べにくいものです。自分の生理周期などが分からないという人は、手帳やカレンダーなどに生理の開始日・終了日、腹痛などの症状や気づいたことを記録し、自分のペースを把握しましょう。最近では生理周期を記録でき、それを元に排卵日や生理開始予定日を教えてくれるスマートフォンのアプリが何種類もありますから、そうしたものを活用するのもお勧めです

また生理の状況やホルモンバランスを見るのにお勧めなのが「基礎体温表」を付けることです。基礎体温とは、必要最小限のエネルギーしか使っていないときの安静時の体温のこと。目覚めて体を動かす前に専用の婦人体温計（薬局などで市販しています）で体温を測り、数値を折れ線グラフにします。すると、グラフの形によってホルモンバランスや、正常に排卵があるかなどを推測できます。こちらも、基礎体温のアプリが登場しているので参考にしてください。

記録をしてみて生理の周期や出血量などが「おかしいかな？」と思う状況が続くときは、放置しておかず、医師に相談をしましょう。

あなたの不調はどのタイプ？ よくある生理の不調と対策

一口に生理にまつわる不調といってもその症状や程度、つらい期間などは、人によってさまざまです。

「よく考えると、いつも生理の前にイライラや不調が強くなっている」という人と、「生理が始まってから数日間がとにかくつらい」という人では、その原因や対策は異なります。

また「生理痛が強い」「生理が順調にこない」など、表に現れる症状は同じであっても、過労などそのときの体や心の状態が関係していることもあれば、ホルモンバランスや子宮の病気が関係しているケースもあります。

そこで次に、よくある「生理の不調」を4つ挙げてみました。

病気が疑われる症状があるときはもちろんですが、それぞれに挙げたようなつらい症状が続くときは婦人科を受診し、原因を確かめたうえで対策を考えましょう。

生理の不調① 月経前症候群（PMS、PMDD）

生理の前になると、痛みやイライラがつらい！

生理の最中よりも、生理の前に体調が悪くなる人がいます。生理が始まる1週間ほど前から不快な症状が現れ、それが2周期以上続くときは「月経前症候群（PMS）」と考えられます。

代表的な症状は下腹部痛や頭痛、全身倦怠感、むくみ、イライラや気分の落ち込みなど。このうちイライラや気分の落ち込み、不安感、やる気が出ない、集中力の低下などの精神症状が強いものを「月経前不快気分障害（PMDD）」といいます。

こうした症状が起こる原因は、排卵後に分泌されるプロゲステロン（黄体ホルモン）の影響といわれています。体温を高め、水を貯える働きがあるので倦怠感が出やすく、体が重くなりむくみます。また腸の動きも低下するので便秘にもなりやすいです。

感情面でも影響が大きく、イライラが高じて友達や同僚と関係が悪くなったり、落ち込んで学校や職場に行けなかったりするケースもあります。生理痛の期間よりも長く症状が続くことも問題となります。

月経前症候群の対策

月経前症候群の症状は、セルフケアでも和らぐことがあります。ゆっくりとお風呂に浸かって体を温めたり、好きな音楽を聴いたり、アロマの香りを楽しむなど、リラックスする時間を多く持つのもいいでしょう。

生理周期に伴う心身の体調の波は、多かれ少なかれほとんどの女性にあるものですから、生活に大きな影響がない場合は心配しすぎないことも大切です。

しかし、やる気が起きずベッドから出られない、頭痛や腹痛がつらくて動けないなど、日常生活に支障があるようなときは治療を検討してください。

月経前症候群の治療では、漢方薬や排卵を抑える薬による治療が有効です。

生理の不調② 月経困難症

生理のたびに、激しい痛みや吐き気などのつらい症状が……

生理が始まってからの何日間かがとてもつらいという状態を、月経困難症といいます。主な症状としては生理時の下腹部痛、腰痛、頭痛、吐き気、嘔吐などです。軽い下腹部痛や違和感程度の場合は心配ありませんが、痛みを我慢する状態や、毎回鎮痛薬が必要という状態は異常、つまり月経困難症状と考えましょう。

痛みによって、仕事や学校を休まなければならないのも同様です。小学生でも勉強や体育の授業に支障が出ているケースがあります。

月経困難症は、次の2つに分けられます。

●**機能性月経困難症**（具体的な病気がないとき）

10代などの若い人では子宮や卵巣に病気がなくても、生理痛が強くなるときがあります。子宮の収縮を促す物質・プロスタグランジンが多く分泌されることにより、子宮の収縮（キューッと締め付ける感）が強くなり、生理痛がひどくなることが知られています。

●**器質性月経困難症**（子宮などに病気があるとき）

子宮内膜症や子宮筋腫などの病気により、症状が出ているものをいいます。この場合、月経困難の症状がどんどん悪化していく可能性があります。病院で病気の進行状態を確認し、具体的な治療を相談することをお勧めします。特に20代以降は注意が必要です。

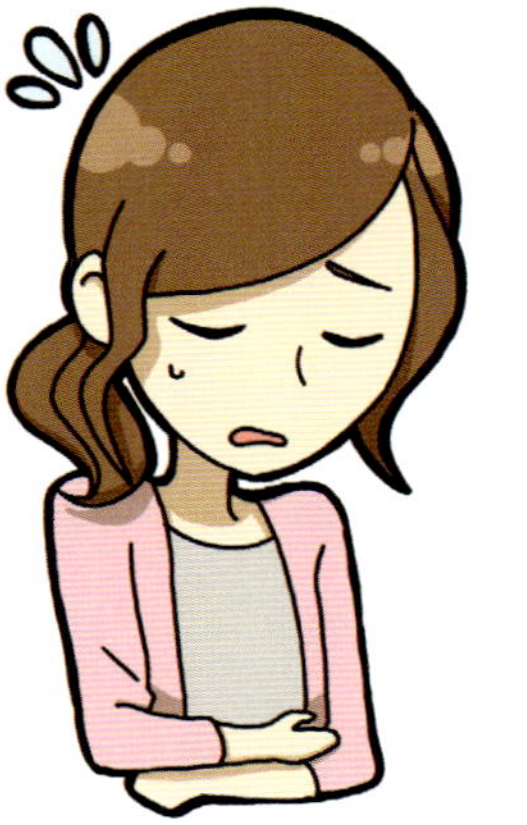

月経困難症の対策

まずは子宮・卵巣に病気がないか確認をしましょう。

月経困難症の症状があるのに、薬を飲みたくないと鎮痛薬を飲まずに我慢する人がいます。「鎮痛薬を飲んでいるといずれ効かなくなる」と心配する人もいますが、生理痛は月に2～3日続く痛みで、その数日間の服用で薬の耐性（薬が効かなくなる）は起こりません。

もし鎮痛薬の効き目が悪くなっていると感じるのであれば、痛みのほうが悪化している可能性があります。痛みをひたすら我慢するより、鎮痛薬も含めて薬を上手に飲み、痛みを軽くして日常を快適に過ごすことを考えましょう。

月経困難症の治療には、低用量ピルなどの女性ホルモン薬が有効です。

生理の不調③　過多月経

生理時の出血がとても多い、出血が長く続く

多い日はナプキンを1時間で交換しないと持たない、夜間は夜用の大きなナプキンでも漏れるくらい出血が多い、ゴロンとした血塊が多く出る、多い出血が1週間以上続くなどは、経血量が多い過多月経の症状です。ふらつきやめまい、疲れやすい、息切れといった貧血症状を伴うこともあります。

過多月経は、子宮筋腫や子宮内膜症が原因のことがよくあります。ほかにホルモンの分泌により子宮内膜が厚くなりすぎることでも起こります。

過多月経の対策

過多月経では貧血になりやすいため、食生活や薬によって貧血を予防することが大切です。出血量を減らすためには女性ホルモン薬による治療も検討しましょう。子宮内膜症などの病気があるときは、その治療も重要です。

生理の不調④　月経不順、無月経

生理が順調にこない、何カ月も生理がない

生理の周期が早すぎたり遅すぎたりする、生理が2～3カ月こないことがあるといった状況が続くのを「月経不順」といいます。また、妊娠中や授乳中でないのに生理が3カ月以上こない場合は「無月経」となります。

思春期や更年期の年代では、生理周期の乱れはよく見られるもので、多くは治療の必要はありません。

しかし、性成熟期の女性で周期の乱れが続くときは、なんらかの理由で排卵が起きていない（排卵障害の）可能性があります。排卵がない状態や無月経が続くと不妊や早期閉経などにつながる恐れがあるので、注意が必要です。

生理周期は仕事、受験、失恋、環境変化などのストレス、過度のダイエットな

どによっても影響を受けます。通常より1週間以上遅れたり、早まったりするようなら婦人科の医師に相談しましょう。

また、排卵が起きていないときはまったく生理（出血）がないケースだけでなく、出血があっても量が少なく、だらだら出る傾向があります。生理当初の数日でもナプキンでなくおりものシートで吸収でき、1日1～3回程度のナプキン交換で済んでしまう「過少月経」も、排卵障害の可能性があります。排卵障害以外では子宮頸がん、子宮頸管炎などからくる不正出血で、少量の出血が起きている例もあります。

ほかに、次のような病気、症状も生理不順や無月経の原因となります。

●高プロラクチン血症

プロラクチンは乳汁を産生するホルモンで、数値が高くなると妊娠していないのにお乳（乳汁）が出たり、生理不順になったりします。胃薬や心療内科で出される薬の副作用で数値が上昇することがあるので注意しましょう。

月経不順、無月経の対策

●多嚢胞《のうほう》性卵巣症候群（ＰＣＯＳ）

生理不順、エコーで卵巣に卵胞がたくさん見える、血液中のホルモン値に特徴がある、という三つが特徴です。卵巣に卵胞がたくさんあるのに、一つずつうまく排卵できない状態です。男性ホルモン（テストステロン）の分泌が多くなるため、ニキビなどの肌荒れ、毛深くなるなど、美容面で悩みを抱える人も多くいます。若い人の生理不順の多くはＰＣＯＳによるものです。

●甲状腺機能の異常

甲状腺はのどにあるチョウの形をした分泌腺です。甲状腺ホルモンは全体の体調を整えるホルモンで、出すぎると（機能亢進《こうしん》：バセドウ病）発汗、動悸、急激なやせなどを起こします。逆に出なくなると（機能低下：橋本病）むくみ、うつ症状、体重増加などが起こります。甲状腺ホルモンが多すぎても少なすぎても月経に影響するため、内科での専門的な治療が必要です。

排卵がなくても命に別状はありませんが、将来、妊娠を希望するときには排卵が必要です。周期の乱れや過少月経が2周期以上続くときは婦人科で相談をしましょう。

月経不順や無月経でクリニックを受診した場合、問診やBMIチェック、超音波検査での子宮と卵巣のチェックやホルモン検査（血液検査）を行います。

月経不順や無月経の原因が無理なダイエットの場合は、体重を増やす、過労やストレスが原因のときには、その根本原因を取り除くことで生理が回復することもあります。

ホルモンバランスの異常があり、受診時に妊娠の希望がない場合（将来は妊娠したいけれど今は相手がいない、または妊娠したくない）は、薬で1～3カ月の範囲で生理がくるように調整します。

出血が極端に少ない過少月経や、周期が25日より短く、たびたび出血する頻発月経の場合、薬で約1カ月の周期に整えます（ホルモン療法の詳細は巻末資料を参照）。

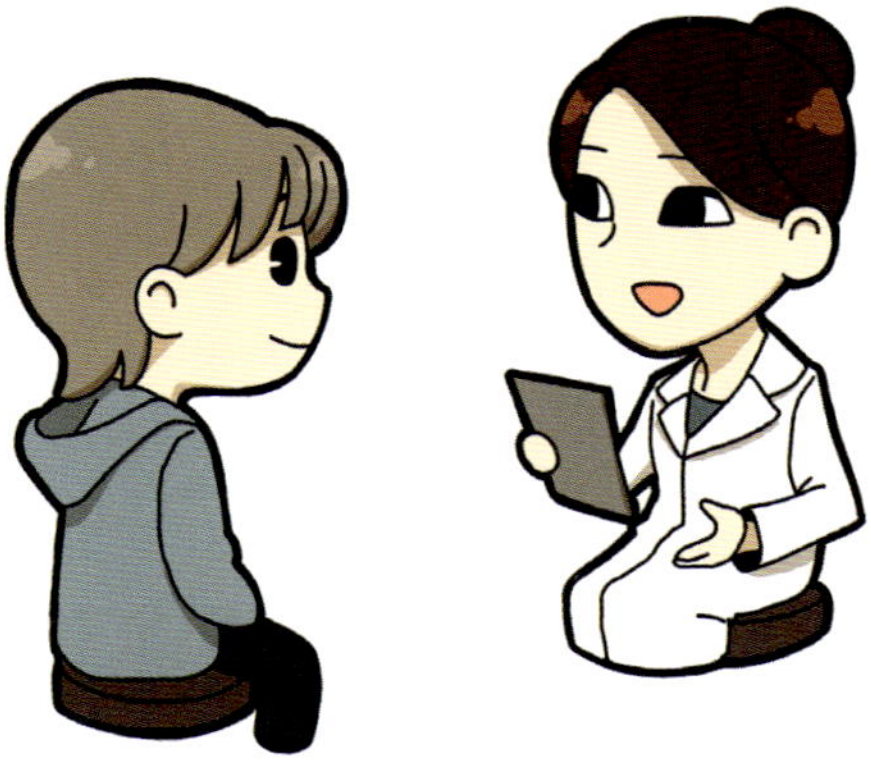

ホルモンバランスを整えるには日頃のセルフケアも大切

生理のつらさを和らげるためには、日頃のセルフケアも大切です。

例えば、ホルモンは元をたどれば脂質からできています。ダイエットの目的でまったく油（脂質）を取らない生活を続けていれば、体は必要なホルモンを作ることができません。また体重を急激に落としすぎると、体はそれを生命の危機と感じ、排卵を止めてしまいます。女性ホルモンが正常に働くためには、やはりバランスの取れた食生活を心がけ、体重を適切に保つ必要があります。

生活リズムも大切です。看護師の女性では、日勤のときは生理が順調なのに夜勤シフトになると生理不順になる人は少なくありません。また大学進学や就職で一人暮らしを始めると、生活リズムや食事内容が変わり、生理が不順になるケースもあります。

自分の体をいたわってあげられるのは、あなただけです。次に紹介するセルフケアを参考に、できることから実践してください。

ホルモンバランスを整える生活習慣① 食事

バランスの良い食事で、たんぱく質や鉄分を取る

20〜30代の女性は、仕事などで忙しい生活を送っている人が多いでしょう。朝はギリギリまで寝ていて朝食抜き、昼はサンドイッチやおにぎりで済ませ、夜はパスタとミニサラダ。そんな感じの食生活の人も多いかもしれません。

しかし、手軽に食べられるおにぎりや丼もの、パスタなどの麺類で取れる栄養は、ほとんどが炭水化物です。炭水化物中心の食事ではカロリーは得られますが、体に必要なほかの栄養素が不足します。

毎日の食事では、以降のような栄養を取ることを意識しましょう。自宅で料理をできればベストですが、コンビニやスーパーの惣菜、外食でも食品やメニューの選び方次第で栄養バランスを改善できますから、工夫してみてください。

また、食事時間はできるだけ時間を決めて1日3食、取りましょう。遅い時間の夕飯は睡眠の質を下げ、太る原因にもなります。就寝の3時間前には食事が終わっているように生活時間を考えてみてください。

●体をつくるたんぱく質

肉類、魚介類、卵はたんぱく質が豊富。肉のカロリーが気になる人は鶏むね肉や豚ヒレ肉など、脂肪の少ない部位を選べばOK。ほかに牛乳、ヨーグルト、チーズなどの乳製品や、豆腐、納豆などの大豆製品も良いたんぱく源です。

●ホルモンの材料となる脂質

動物性の脂質では肉類の脂肪、バターなど。植物性の脂質ではサラダ油、オリーブオイル、ゴマ油、マヨネーズなど。魚の脂は血流を良くする効果もあります。

●便秘を防ぐ食物繊維

食物繊維を多く含むのは野菜や果物、海藻類など。おにぎりやパンの食事でもカットフルーツや野菜、海藻サラダ、青菜のおひたし、もずく酢などの惣菜を加えると、食物繊維の摂取量を増やせます。

●鉄や亜鉛などのミネラル

鉄や亜鉛は、貧血を予防し体の調子を整えます。赤身肉やレバー、魚介、アサリやカキなどの貝類、大豆、納豆、ほうれん草、切り干し大根などを積極的に取りましょう。

ホルモンバランスを整える生活習慣② 適切な体重管理

もともとやせ型の人は、BMI19～20を目標に

生理が順調にくるためには、「適正な体重」である必要があります。

最近の女性は、もともと決して太っているわけではないのに、スタイルを気にしてダイエットをする人が少なくありません。無理なダイエットにより体重が短期間で急激に落ちた場合や、体格指数（BMI）が18・5以下になると、生理不順や無月経のリスクが高まります。

最近はフランスなど欧米各国でも、やせすぎのモデルは不健康な体型や摂食障害を助長するとして、ショーなどへの出演が禁止される方向になっています。また日本では若い女性のやせ志向から、妊娠中でも妊婦の体重増加が少ないために低体重で生まれる赤ちゃんが増え、社会問題にもなっています。

やみくもに「もっとやせたい！」とダイエットに走る前に、図表9のBMI（体格指数）で自分の適性体重を確認し、健康美を維持できる体重管理をしましょう。

もともとやせ体型の女性では、体重を増やすことに抵抗を感じる人も少なくありませんが、当初のBMIが18で生理不順があるならば、まず18・5を目指して食事量など調整します。そして19～20くらいを目標に、少しずつ体重アップを図りましょう。

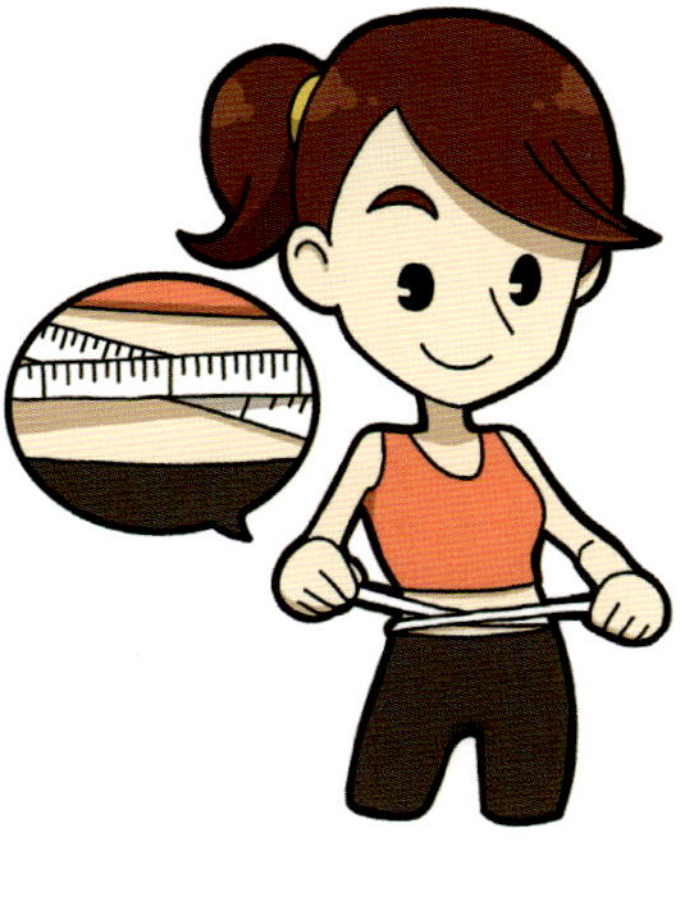

図表9　BMIの計算式と標準の目安、身長×体重目安表

BMI（体格指数）＝体重（kg）÷身長（m）÷身長（m）

やせ：～18.5
普通：18.5～25
肥満：25～

BMI

身長(cm)	17.5	18	18.5	19	19.5	20
140	34.3	35.2	36.2	37.2	38.2	39.2
145	36.7	37.8	38.8	39.9	40.9	42
150	39.3	40.5	41.6	42.7	43.8	45
155	42	43.2	44.4	45.6	46.8	48
160	44.8	46	47.3	48.6	49.9	51.2
165	47.6	49	50.3	51.7	53	54.5
170	50.5	52	53.4	54.9	56.3	57.8

少しずつ体重を増やしていきましょう

ホルモンバランスを整える生活習慣③　運動・生活面

カラダを温める、適度に運動する、しっかり眠る

生活面のアドバイスとしては、適度な運動を習慣にしましょう。定期的に運動をすると血流が良くなりますし、ストレス解消にもなり、下腹部痛や腰痛、イライラなどの不快症状の軽減にも役立ちます。

手軽にできる運動といえば、ウォーキングやジョギングがあります。おしゃれなウェアやシューズを身につけて楽しむ、友達や家族を誘って一緒に走る（歩く）など、自分にとって続けやすい工夫をしてみてください。

ヨガやピラティスなどもいいですね。ちなみに私はピラティスのレッスンを受けています。ほめ上手なトレーナーさんがつきっきりで指導してくれるおかげで、多忙な生活のなかでもなんとか続けられています。

運動の種類はストレッチでも筋トレでも、好きなスポーツでもＯＫですから、

自分のやりやすい方法で定期的に体を動かしましょう。

また生活のなかで、体を冷やさないことも重要です。冷えが強くなると血流が悪化し、生理痛などの症状が強くなることがあります。寒い季節はもちろん、夏場の冷房も注意が必要です。衣類や膝かけなどで冷えを予防してください。入浴も忙しいからとシャワーで済まさず、浴槽にお湯を張って浸かりましょう。

睡眠不足も、ホルモンバランスの乱れにつながります。

就寝の直前までスマホを使っていると、寝つきや睡眠の質が悪くなるといわれます。就寝前はリラックスして時間を過ごし、朝はできるだけ決まった時間に起き、朝日を浴びましょう。そうすると体内時計が整い、睡眠の質も上がります。

そして、仕事でもプライベートでもいつも全力で頑張ってしまう女性には、「頑張らない日と時間をつくる」ことをお勧めしていま

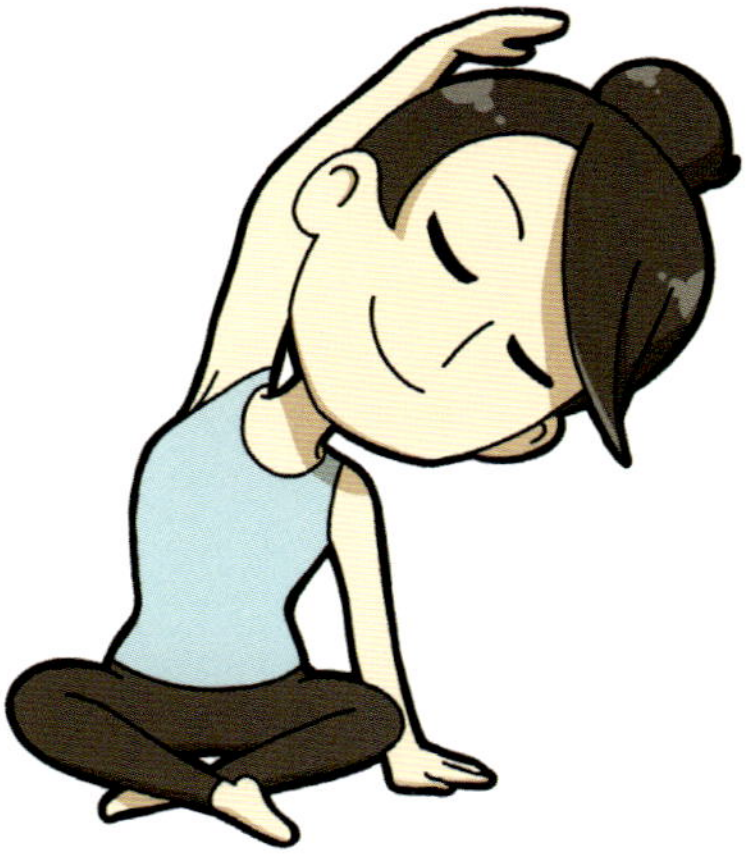

す。

ただテレビをぼーっと眺めるのもいいですし、好きなお茶やハーブティを入れて味わう、ペットのネコと一緒にゴロゴロしている、そんなことでもいいのです。現代女性の生活は、知らないうちに心身の緊張が続いてしまいやすいので、意識して「頑張らない」「何もしない」時間を持つようにしてくださいね。

ホルモンバランスを整える生活習慣④　薬との付き合い方

怖がりすぎず、目的に応じて上手に薬を活用する

ここで「薬との付き合い方」についても、触れておきましょう。

生理で下腹部痛や頭痛があるときには、上手に鎮痛薬を服用してください。「薬を飲むとだんだん効かなくなる」ことを心配して、薬を飲まずに我慢を続ける人がいますが、先の月経困難症のところでも説明したように、月に数日、鎮痛薬を飲んだからといって、薬の耐性ができることはありません。

薬が効かなくなるのは、子宮内膜症などの病気により痛みのほうが強くなっているか、または薬の飲み方が合っていないからです。

市販の鎮痛薬は、痛みがピークになってから服用した場合、すでに痛みを伝える神経が過剰に反応するようになっていて、思ったような鎮痛効果が得られないことがあります。痛みが我慢できなくなるまで待つのではなく、「痛みが出てきたな」と感じ始めたときに、早めに鎮痛薬を飲むようにしましょう。

また生理不順の改善には、低用量ピルをはじめとした女性ホルモン薬が有効なケースが多くあります。日本では、まだ「ピル」に対して抵抗を感じる人が少なくないと感じますが、最近は以前に比べると副作用も少なく、扱いやすいピルが多く出てきています。

低用量ピルは、生理の不調を抱える女性にとって適切に飲めば非常にメリットが大きいものですから、いたずらに恐れず、有効な対策の一つとして検討してほしいと思います(低用量ピルについてはChapter4で詳しく説明します)。

同時に、女性の不調には漢方薬が効果的なこともあります。漢方薬はピルとは対照的に「自然のものから作られていて、なんとなく体に優しそう」というイメージがあるのか、自分から漢方薬を希望される患者さんも多くいます。体を温めたり、血流を良くしてくれたりするなど体質改善にお勧めです。

しかし、漢方薬でも西洋医学の薬でも、効果がある薬には必ず副作用がありま す。漢方薬であれば絶対に安全というわけではないので、飲み方の注意などは指導に従ってください。

ホルモンバランスを整える生活習慣⑤　検診を受ける

人生の節目に、婦人科検診を受ける

セルフケアの最後として、婦人科検診などの検診をぜひ活用してほしいと思います。「特に病院に行くほどでもないし……」と受診を躊躇する人がいますが、特に不調がないときに、婦人科を訪れても全然かまいません。

むしろ病気がないことの確認のためにも、20歳を過ぎたら、就職した時や、実家を出て一人暮らしをするといった節目の折にでも、婦人科検診を受けておくこ

とをお勧めします。さらにセックスの経験がある年齢であれば、1〜2年に一度は婦人科検診を受けておくと安心です。特に目立つ自覚症状がなくても、体の状況は1年経つと変わっていることもあるためです。

婦人科検診の主な内容は次のようなものですが、年齢や症状の有無、生活状況などにより、必要な検査を医師と相談して受けるといいでしょう。学校や職場で受けた健診結果がある人は、それを持参すると参考になります。

内診（外陰部や膣、子宮などを診察する）にどうしても抵抗があるようなときは、医師に伝えれば別の検査や対応を検討するので、安心して受診してください（未成年でセックスの経験のない人は内診なしの診察が可能です）。

●婦人科検診

問診、内診、超音波検査（腹部、経膣）、子宮頸がん検査（細胞診）、血液検査、尿検査、性感染症検査など。

●**ブライダルチェック**（結婚予定で、妊娠の希望のある人向けの検診）
子宮頸がん検査（細胞診）、超音波検査（腹部）、性感染症検査、血液検査（風疹、麻疹の免疫確認）、抗ミュラー管ホルモン（ＡＭＨ）検査など。
※自費（保険適用外）の検査が含まれています。

なお、婦人科の検診の問診では、次のようなことを尋ねられます。特に受診前の最後の生理開始日や、初経の年齢などは必ず聞かれますから、事前にメモを用意しておくとスムーズです。医師に確認したいことも、メモに書き出しておくといいでしょう。

検査当日は、脱ぎ着の大変な下着などは避け、着脱しやすい服装で来院してください。必要なことは医師や看護師が指示してくれますから、リラックスして検査に臨みましょう。

●**症状について**…………どんな症状／症状のある場所／いつから
●**生理について**…………最終生理の開始日／生理周期や生理の期間、量／初経・閉経の年齢／おりものの状態

●妊娠・出産について……セックス経験の有無／出産や流産、中絶の有無や回数／現在の妊娠の可能性

●その他………………………病歴、治療中の病気、飲んでいる薬（お薬手帳を持参）／飲酒や喫煙の習慣／家族の病歴

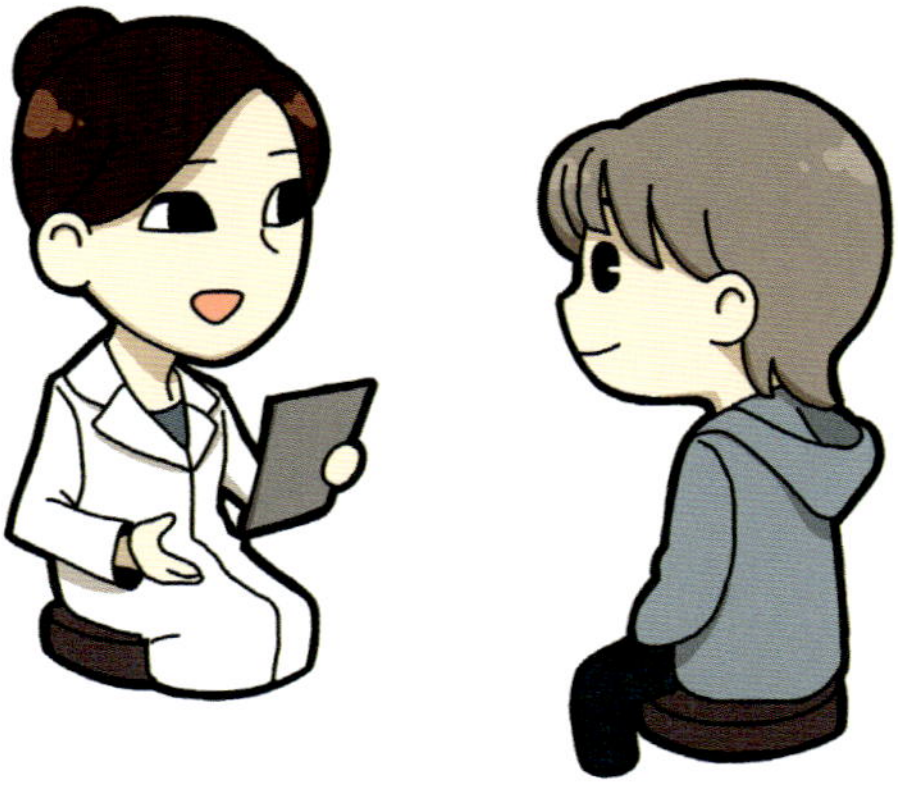

Chapter 4

生理不順の改善だけじゃない！
「低用量ピル」を
もっと賢く活用するために

「低用量ピル」は二つの女性ホルモンを含む薬

読者の皆さんは、「ピル」を知っていますか？

なんとなくは知っているけど……という感じの女性が多いと思いますので、最初に説明しておきますね。

ピルとは、日本では「経口避妊薬」または「女性ホルモンの錠剤」を表すことが多いです。英語では丸薬・錠剤の意味です。ピルはエストロゲン（卵胞ホルモン）とプロゲステロン（黄体ホルモン）の二つを配合した内服薬で、これを女性が継続して飲むことで排卵を抑え、避妊効果が得られます。

ただ、ピルの効果は避妊だけではありません。生理不順を改善する、生理の日程を調整するなど、さまざまな作用が得られます。それをふまえて広い意味でいえば、「ピルとは、女性ホルモンによって生理やホルモンバランスをコントロールする薬」と思ってもらえればいいでしょう。二つの女性ホルモンの配合剤だけでなく、エストロゲンだけ、プロゲステロンだけを含む製剤もあります。

そしてピルのなかで、エストロゲンの用量が従来の薬に比べて低いものを「低用量ピル」といいます。現在、クリニックなどで出されているピルの多くは、この低用量ピルといわれるものです。

それでは皆さんは、低用量ピルを飲んだことがあるでしょうか?

おそらく、ほとんどの人は「飲んだことがない」と答えるはずです。というのも、日本では他国に比べ、低用量ピルの普及がとても遅れているのです。

国連統計によると、世界各国の15~49歳女性のピル服用率は、フランス40%、ドイツ37%、英国28%、米国16%となっています(2015年)。

それに対して、日本女性のピル服用率はわずか1%です。隣国の韓国でも服用率は2%よりも下回っているのが現状です。

医療先進国といわれる日本で、これだけ低用量ピルの普及が遅れているのは、なぜなのでしょうか。理由はいくつか考えられます。

一つは、国内での承認が遅かったことです。欧米では1960~1970年代にはピルの活用が始まっていますが、日本国内で低用量ピルが承認されたのは

１９９９年。先進国のなかでは最も遅い承認でした。
そしてもう一つは（私はこちらのほうがより深刻だと思いますが）、日本社会ではピルに対する「誤解や偏見」がまだまだ強いと感じられることです。

低用量ピルって良いもの？ それとも〝なんとなく怖い〟もの？

ピルについての誤解や偏見の代表的なものは、「副作用が心配」というものです。これは、少し前の時代の低用量ピルを飲んだ人の印象が伝わっているのかもしれません。

ピルの飲み始めには、吐き気や不正出血、頭痛、乳房の張りといった副作用が起こることがあります。これらは体が慣れるに従い、数カ月のうちになくなる症状なのですが、昔のピルのなかには副作用が出やすいものもありました。

しかし今はピルも進化しています。昔に比べると副作用も少なく、飲みやすいものになっています。「ピルを飲むと太る」というのも、昔の話です。

またピルは飲み続ける必要があるため「なんとなく怖い」と思う人も多いようです。長く飲み続けても大丈夫？　妊娠したときに赤ちゃんに影響するのでは？　そんな不安を抱くのでしょう。

そもそも低用量ピルは、世界各国で安全性が証明されているものです。長く服用しても成分が体に残ることはなく、妊娠や胎児への影響もありません。もっといえば、女性の産婦人科医でピルを飲んでいる人も多数います。もしピルが本当に〝怖いもの〟なのであれば、自分で飲む医師はいないはずです。

もちろんピルが薬である以上、副作用はゼロではありません。飲み方にも注意が必要なところもあります。けれども、生理に悩みがある女性や、妊娠や避妊を主体的に考えたい女性にとって、現在の低用量ピルはとても良い薬です。医師と相談して正しく飲めば、図表10のような多くのメリットを享受できます。

ＯＣ情報センターが２００９年に行った「服用者を対象としたＯＣ（低用量ピ

図表10　低用量ピルの内服で起こること

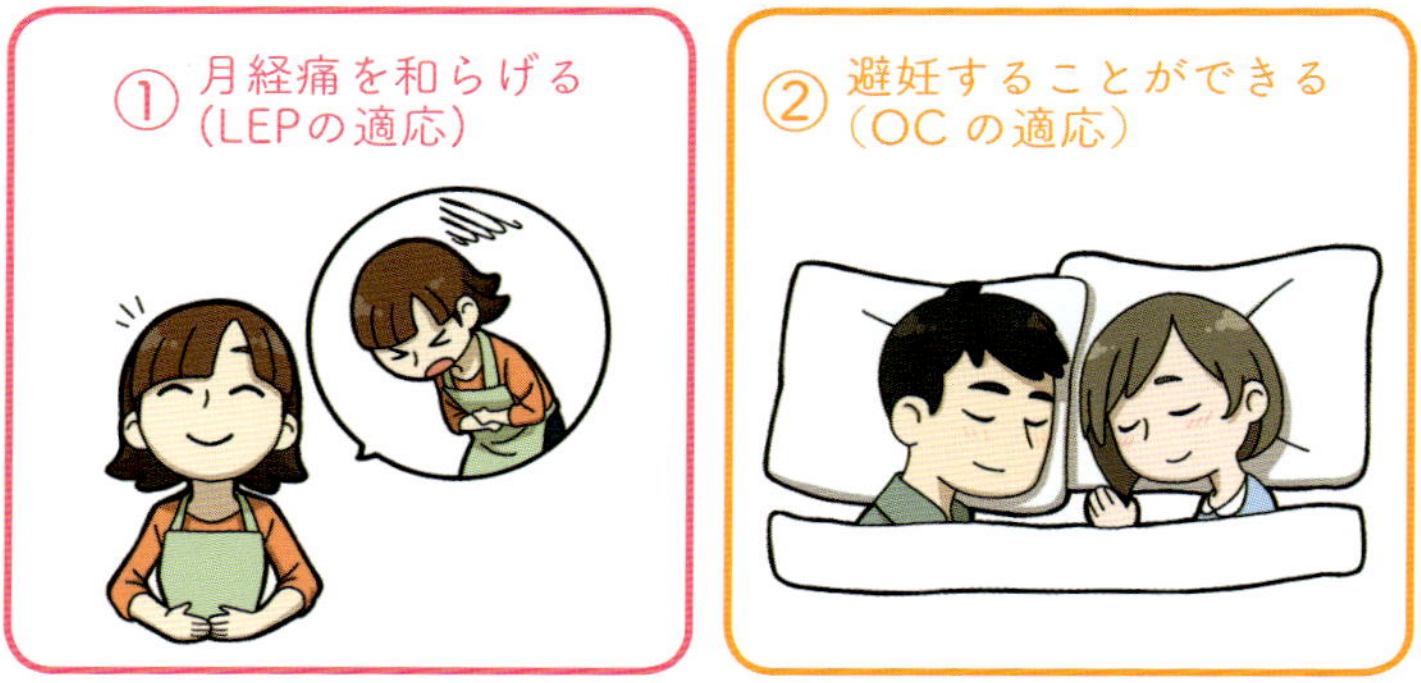
①月経痛を和らげる（LEPの適応）
②避妊することができる（OCの適応）

適応はないが期待できること

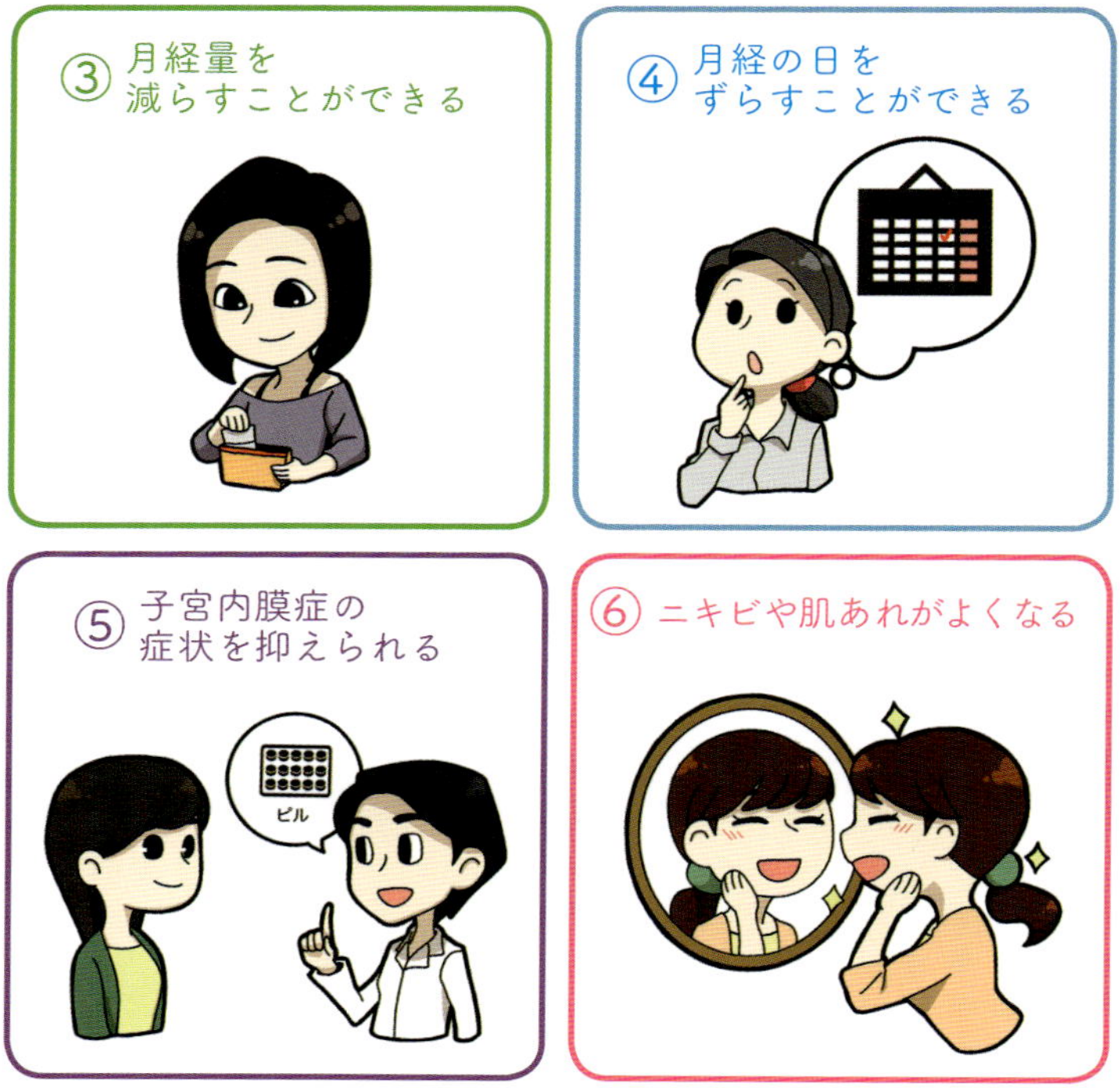
③月経量を減らすことができる
④月経の日をずらすことができる
⑤子宮内膜症の症状を抑えられる
ピル
⑥ニキビや肌あれがよくなる

ル）に関する意識調査」によると、実際に低用量ピルを服用している女性の96・7％が、ピルを飲んで「満足している」「まあ満足している」と回答しています。

いたずらにピルを怖がったり、間違った思い込みで避けたりするのは、もったいないです。自分らしい人生を大切にする今どきの女性こそ、上手に低用量ピルを活用してほしいと思います。

もともと低用量ピルは、経口避妊薬（OC：Oral Contraceptives）として飲まれ始めましたが、日本では約10年前に生理不順や月経困難症の治療薬として健康保険が使えるようになりました。この月経困難症治療用の保険が使える薬は、自費診療のOCと区別するため、LEP（Low dose Estrogen Progestin）と呼ばれています。

実際にはどちらも同じ低用量ピルの仲間で、欧米ではすべてがOCと呼ばれています。日本でも診療の現場では、医師が患者さん一人ひとりの症状や体調に合わせて投薬の必要性やピルの種類を判断し、LEPやOCの処方をしています。

次に低用量ピルの具体的な〝良いところ〟を順に説明していきます。

低用量ピルのメリット①
生理のつらい症状を和らげ、生理周期を整える

●痛みや出血の多い「重い生理」が軽くなる

低用量ピルのメリットとして第一に挙げられるのが、毎月の生理のつらい症状を和らげることです。生理痛や吐き気などが強い月経困難症、出血量が多すぎる過多月経などの症状を改善することができます。低用量ピルは子宮内膜を薄く保つ作用があるので、結果的に経血の量も少なくて済むのです。

ピルを飲み始めて、「毎月苦しんでいたのに、普通に生活できるようになった」「生理が軽くなり、本当にラクになった」と喜んでいる女性はたくさんいます。

●生理前の不快症状、イライラを和らげる

低用量ピルを服用することで、生理の前に頭痛や腹痛、肩凝り、むくみ、便秘、肌荒れなどが起こる月経前症候群（ＰＭＳ、ＰＭＤＤ）も和らぎます。低用量ピ

ルによってホルモンのバランスが整うことで、身体的な不快症状はもちろん、イライラや気分の落ち込み、集中力の低下といった精神症状も軽減します。

●子宮内膜症を改善する、予防する

低用量ピルは、子宮内膜症の症状の緩和にも役立ちます。

通常、低用量ピルは28日周期で服用し、そのサイクルのなかに数日間、薬を休む期間があります。子宮内膜症がある人の場合、休薬期間をつくらずに低用量ピルを連続服用することで、次第に痛みや出血量が少なくなる効果が確認されています。

●排卵痛を抑える

排卵時に痛みや出血が起こることがあります。これを排卵痛といいます。

排卵があること自体は悪いことではないのですが、痛みが強い、出血が長引く、毎月繰り返し排卵痛があるというときは、ピルの内服で、排卵を起こりにくくします。

●生理周期を整える、止まっていた生理を再開させる

生理不順や無月経があるときには、ピル（ホルモン剤）で生理周期を整えたり、生理を再開させたりすることができます。

プロゲステロンだけを周期的に内服する「ホルムストローム療法」や、周期に合わせて前半はエストロゲンだけ、後半はエストロゲン、プロゲステロンを内服する「カウフマン療法」などがあります（詳しくは巻末資料を参照）。こうした治療を3〜6周期行い、ホルモンバランスが整って自発的な生理が起こることを期待します。

月経痛・月経不順・PMS・PMDD・排卵痛に対するLEP・OCの使用に際しては、医師が総合的に判断して処方薬が決まります。保険が適用されない場合があります。

低用量ピルのメリット②
生理の日を変えることができ、美肌づくりにも有効

●生理の日を変えられる

低用量ピルを飲むと、生理の始まる時期をコントロールすることができます。例えば旅行日程に合わせて生理を前後にずらす、受験やスポーツの試合など、大事なイベントがある日に生理がぶつからないよう調整する、といったことも可能です。

海外の女性アスリートにとって、低用量ピルを活用して大事な試合などに生理トラブルが重ならないようにするのは、ごく当たり前のことです。特に生理前の黄体期（分泌期）はむくみで体が重くなり、イライラや落ち込みなどの感情の変動も激しいため、パフォーマンスへの影響も大きくなります。日本のアスリートの女性たちも、低用量ピルをぜひ活用してほしいと思います（巻末資料の低用量ピルは、すべてドーピング禁止薬剤に該当しないものを紹介しています）。

●服用をやめれば、すぐに妊娠可能

低用量ピルをずっと服用していると「妊娠のときに良くない影響があるのでは……」と思う人もいるようです。しかし妊娠を希望するときは、低用量ピルの服用をやめるだけでＯＫです。服用を中止後、1～3カ月以内に生理が回復し、妊娠可能な状態に戻ります。

低用量ピルを飲んでいた人と飲んでいなかった人とで、妊娠率にも違いはありません。むしろ、ピルによって排卵や生理などによる子宮への負担を減らすことや子宮内膜症の発症や増悪が抑えられることで、妊娠率を期待できることもあるのです。

●肌荒れが改善、みずみずしい美肌に

女性はニキビや肌荒れで肌の状態が良くないと、それだけでテンションが下がるもの。ニキビや肌荒れの原因となるのは、プロゲステロンの過剰分泌、またはストレスやＰＣＯＳ（多囊胞性卵巣症候群）による男性ホルモン値の上昇です。

低用量ピルを内服すると、エストロゲン・プロゲステロンだけでなく男性ホルモンであるテストステロンなども影響を受け、改善するなどホルモンバランスを整え、肌トラブルの改善が期待できます。一般的な肌荒れの治療（抗生剤、クリームや軟膏などの外用薬、漢方薬など）をしてもよくならないときは、婦人科で

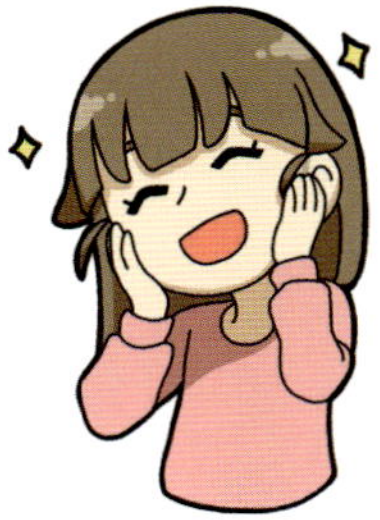

相談してみることをお勧めします。

低用量ピルのメリット③ 正しく飲めば、90%以上という高い避妊効果がある

低用量ピルのメリットの3つ目は、高い確率で避妊ができることです。ピルはもともと経口避妊薬ですから、これは当然といえば当然ですね。

日本では一般に、避妊=男性避妊具（コンドーム）を使うこと、と考えられがちです。しかし、コンドームは正しい方法で使用していなければ避妊に失敗（妊娠）することもあり、一般的な使用方法で妊娠する確率は15%ともいわれます。これは10回のうち、1~2回は失敗するという意味です。一般に思われているほど避妊効果は高くないのです。

それに対して低用量ピルは、正しく飲めば90%以上と、非常に高い避妊効果が

あります。一般的な使用方法でも、避妊の成功率は92％に上ります。

低用量ピルによる避妊のしくみは、次の3つです。

①排卵を抑制する（卵胞を育てるホルモン分泌を抑え、卵胞（卵子）が育たない）

②子宮内膜を薄くする（子宮内膜が薄くなると、受精卵が着床しにくくなる）

③子宮頸管粘液を少なくする（膣内に放たれた精子が子宮へ侵入しにくくなる）

こうした複数の作用により、高い避妊効果が得られます。

欧米では、恋人やパートナーがいるけれど、今は妊娠を望まないという女性たちの多くは低用量ピルを活用しています。さらに10代の望まない妊娠を防ぐために、ＮＧＯ団体が無料で低用量ピルを配布したりもしています。

低用量ピルを飲んでいれば、男女の時間を過ごしたあとに「彼、ちゃんと避妊してくれたかな？」「今月、生理が遅れているけどまさか……」と気を揉むような必要はありません。女性が自分自身で、妊娠するかしないかを主体的に決めることができるのです。

低用量ピルの飲み方

低用量ピルの飲み方は、ピルの種類やその人の体の状況、目的によって異なります。医師や看護師が飲み方や生活の注意を教えてくれますから、分からないことや心配なことがあれば遠慮なく質問しましょう。

避妊や生理周期を整えることを目的としたピル（ＯＣ）では、28日周期を基本とします。

1シート（1周期分）が21錠のものと28錠のものがあり、21錠のものは21日間1日1錠を飲み、その後7日間は薬を飲まない休薬期間があります。

28錠タイプは、21日分は女性ホルモンを含む錠剤、7日分は女性ホルモンを含まない錠剤（偽薬、プラセボ）になっていて、毎日1錠ずつ飲んでいけば、必要な服薬と休薬ができるようになっています。薬を飲まない期間があると、その後にも薬を飲み忘れそうという人は、毎日必ず1錠を飲む28錠タイプが安心かもしれません（詳しくは巻末資料を参照）。

初めて低用量ピルを飲むときは、生理開始日から服用をスタートします。飲む時間は食事などにかかわらず、いつでもＯＫ。朝起きてすぐに飲む、夕食後に飲む、夜にベッドに入る前に飲むなど、生活行動に合わせて毎日決まった時間に１日１錠飲みます。

うっかりして飲み忘れてしまった！　というときは気づいたときに１錠飲み、その日の分はいつも飲んでいる時間に飲みましょう。2日以上飲み忘れたときは、医師に連絡し、対処の指示を受けてください。


低用量ピルを飲んでいると排卵はなくなりますが、毎月、定期的に生理のような出血（消退出血）が見られます。通常の生理に比べれば出血量は少なくなり、腹痛などの不快症状もなくなるか、ごく軽いものになります。

薬がよく効いて消退出血が起こらなくなるケースがあります。２周期以上出血がない場合は担当医と相談してください。

また月経困難症の治療としてＬＥＰ（ピル）を１カ月以上長期に連続して内服する方法があります。海外では３カ月に１回の月経周期にするシーズナルピルが主流となってきています。ホルモンが整えられていれば、毎月の月経は必要ないのです。合理的かつ出血の回数と量を減らすことで、痛みはもちろん、生理に関係したいろんな症状をしっかり抑える働きがあります。

より安心して低用量ピルを飲むために医師の診察をきちんと受ける

低用量ピルを飲み始めた当初には、吐き気や胃腸のむかつき、少量の不正出血、むくみ、乳房の張りといったマイナートラブルが起こることがあります。

これらはピルの服用でホルモンバランスが変わるために起こる症状です。多くの場合、1〜3カ月飲み続けると、体が慣れてくるとともに症状は治まります。怖い副作用ではありませんので、心配しないでくださいね。

また現在は、低用量ピルにもさまざまな種類があります。一つの種類を3カ月くらい飲んでみて、「どうしても合わない」と感じるなら、別のタイプのピルに

図表 11　血栓症の前ぶれの症状

こんな症状に注意を

ごくまれですが、以下のような症状が現れたら、
OC を飲むのをやめて、すぐ医師にご相談ください。

ふくらはぎの強い痛み　むくみ　手足のしびれ　息切れ

胸の痛み　激しい頭痛　めまい　失神　目のかすみ　舌のもつれ

これらの症状は、血栓症（血管の中に血の固まりができる病気）のまえぶれである可能性があります。

血栓症リスクの割合

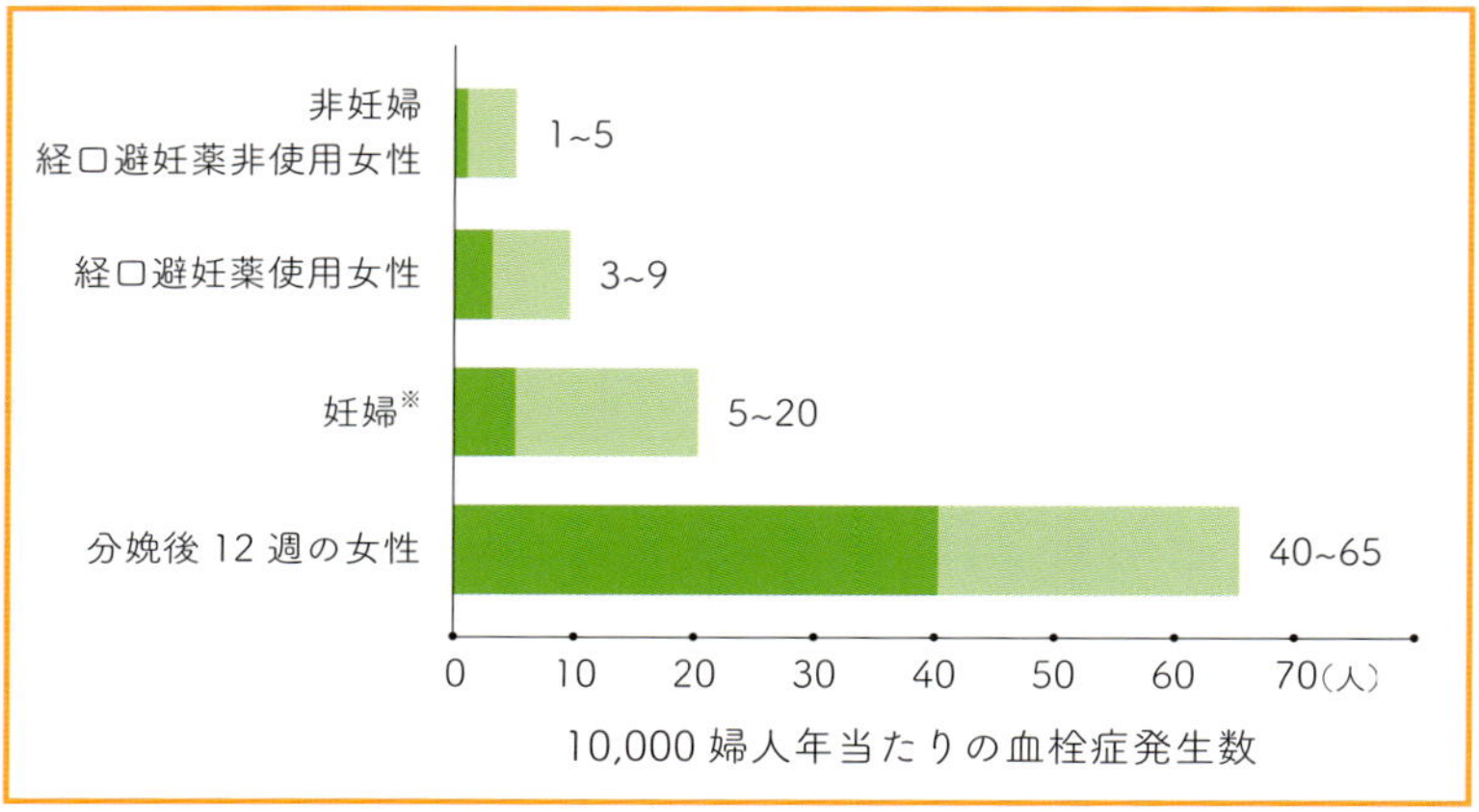

※妊婦期間を 9 カ月とした場合の割合は 7 ～ 27

切り替えることもできますし、服用をやめて別の治療を検討することもできます。あまり特別なことと身構えず、トライしてみてほしいと思います。

一方、低用量ピルの大きな副作用としては、血栓症が挙げられます。血栓症とは血が濃くなり、血栓という血の塊ができて血管が詰まる病気です。脳や心臓で血管が詰まると脳梗塞や心筋梗塞になりますし、脚の血管が詰まると下肢血栓症などになります。

通常の血栓症のリスクを1とすると、低用量ピルを服用している人の血栓症のリスクは3倍といわれています。具体的な発生リスクの割合としては、ピルを服用していない場合年間1万人当たり1~5人であるところ、低用量ピルの内服で3~9人、妊娠中は5~20人、産後12週の女性は40~65人になるといわれています。

こう聞くと、「やっぱり怖い」と思われるかもしれませんが、ピルの服用による血栓症で亡くなる人は、10万人あたりわずか1人。若い健康な女性がピルの服用で、命に関わる状況に陥ることは非常にまれと思っていいでしょう。

クリニックではピルを内服前に問診で体質を確認します。年齢(特に40歳以上)

や肥満の程度、ピルと同様に血栓症を起こしやすくなる持病（高血圧、糖尿病、高脂血症など）がないか、家族に脳梗塞、心筋梗塞などの血栓症を起こした人がいるか、喫煙をするか、などです。

持病があっても治療でいい状態にコントロールされていればピルは飲めます。そして内服開始後に血栓症を疑う激しい頭痛や胸痛、下肢痛といった症状が出たときは速やかに内服を中止し診断、治療することが大切です。

私のクリニックでも多くの女性が低用量ピルを内服していますが、一定の比率で血栓症が疑われるケースがありますし、実際に血栓症を起こした方もいます。しかし、いずれも早めに中止し、血栓症の有無の検査、血栓症の治療を行うことで、皆さん後遺症もなく、現在も元気に過ごしておられます。

そして、こうした副作用や体調変化に早く気づくためにも、低用量ピルを飲んでいるときは定期的に検診を受けるようにしてください。副作用を心配しすぎるよりも、医師と相談しながら〝安心な飲み方〟を心がければいいのです。

最近では、医師の処方を受けずに個人輸入で低用量ピルを服用している人もいるようですが、低用量ピルだけでもいろいろなメーカーがあり、組成や用量の違いがあります。その人の体の状態や目的に合ったものを選ぶためにも、必ず医師に相談してほしいと思います。

なお、次のような条件の人では血栓症のリスクが高くなるため、低用量ピルを服用できないことがあります。医師に判断を仰ぎましょう。

・35歳以上で1日15本以上喫煙している人
・肥満（BMI30以上の高度肥満）、糖尿病、高血圧、脂質異常症がある人
・乳がん、子宮がんの人
・肝臓や腎臓、心臓に病気がある人

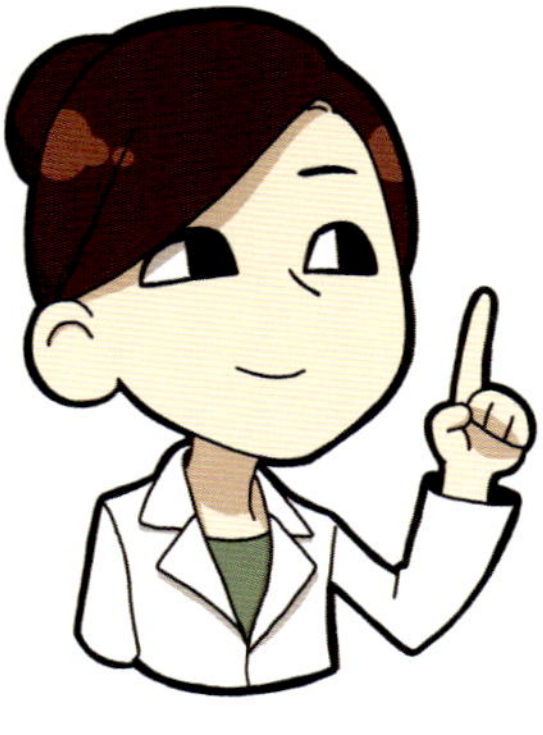

コラム

経血量が多すぎる過多月経、子宮内膜症がある人へ
～ミレーナ（子宮内黄体ホルモン放出システム）が効果的なことも～

出血量が多い、血の塊がゴロゴロ出るなど過多月経の症状がある人や、子宮内膜症がある人では、低用量ピルの服用によって症状が改善することをChapter3～4でお伝えしました。さらに最近になって、保険適用で過多月経や月経困難症の治療ができるホルモン療法が登場しています。それが、ミレーナ（子宮内黄体ホルモン放出システム）です。

子宮内黄体ホルモン放出システムとは、女性ホルモン（プロゲステロン／黄体ホルモン）を子宮の中で放出する器具を、子宮内に装着しておく治療法です。

女性ホルモンを使った薬である点は低用量ピルと同じですが、ピルは体全体に薬が効き、卵巣での排卵を抑えることで生理を止める（軽くする）働きがあります。ピルは喫煙やほかの内服薬との関係によっては服用できないことがあります。

それに対し、ミレーナは子宮にだけ薬が効き、卵巣の働きは変わらず、排卵が

起こります。喫煙やほかの内服薬を飲んでいても服用することができ、体調の変化も少ないのが特徴です。

ミレーナの最大の作用は、子宮内膜が薄くなることにより、生理の出血が少なくなることです。この効果を利用してさまざまな治療を行うことができます。特に子宮内膜症（腺筋症）に伴う月経困難症や過多月経に有効で、子宮筋腫、子宮内膜肥厚、特に原因がないけれども経血量が多い人にもお勧めです。

ミレーナは低用量ピルのよ

図表 12　ミレーナ

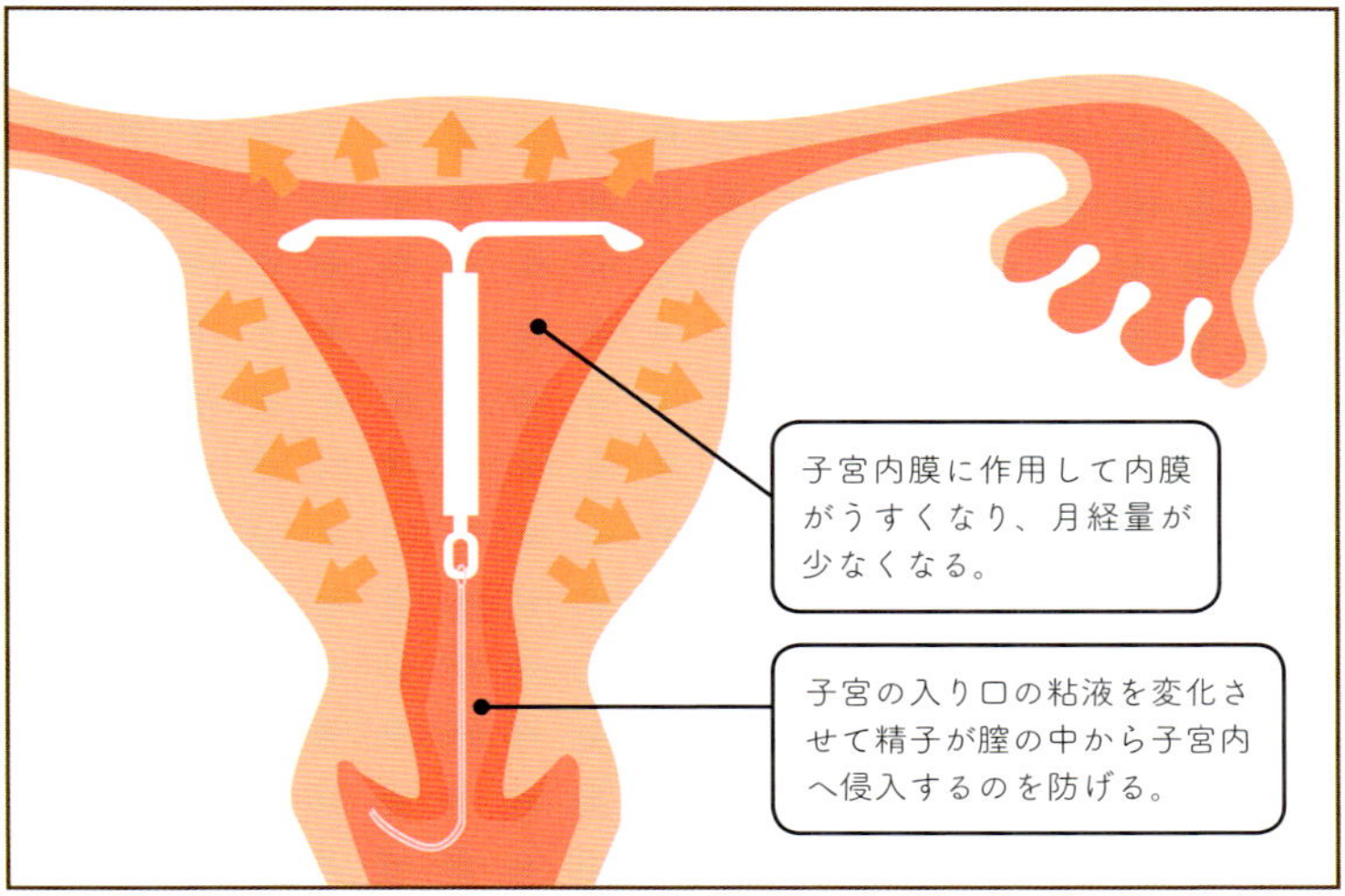

子宮内に装着されたミレーナ

うに毎日薬を飲む必要がなく、最長で5年間は交換しなくても済みます。挿入直後はホルモンの影響で不正出血が増えますが、1年目には経血量がしっかり減ります。1~5年後には出血がほとんど気にならなくなります。

（ミレーナの挿入には条件があります。）

気になる症状がある人は一度、婦人科で相談してみることをお勧めします。

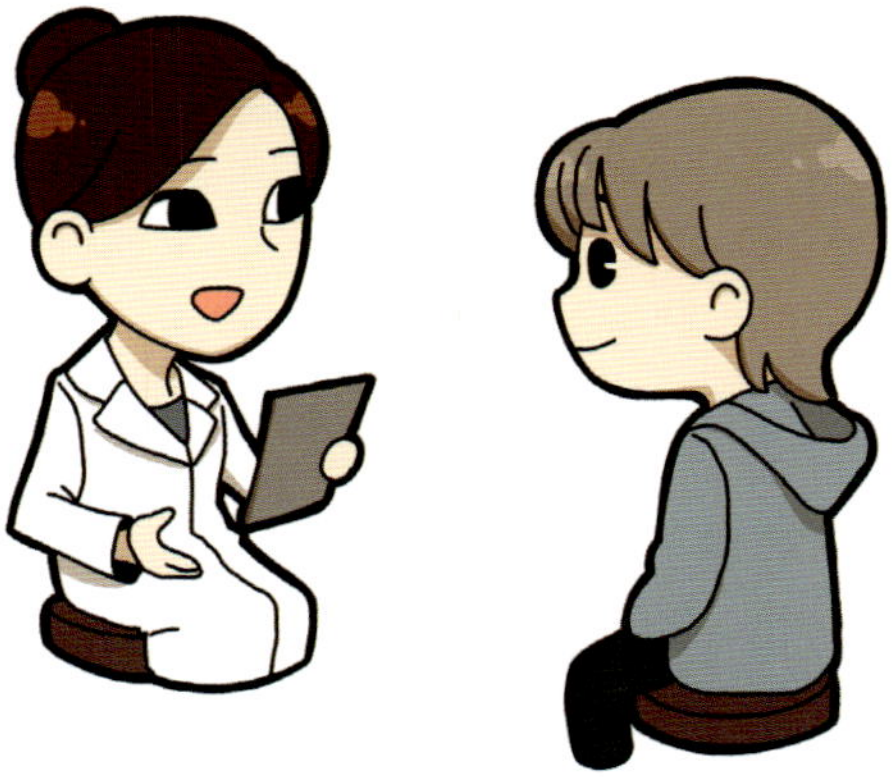

Chapter 5

仕事も家庭も子育ても！
女性に生まれたことを
心から楽しめる人生に

女性の人生に大きく関わる妊娠・出産の基礎知識

この章では、生理や生理にまつわる不調から少し視野を広げ、女性の人生や生き方にも関わる話をしたいと思います。

読者の皆さんもライフプランというか、自分がこれからどんな人生を歩んでいきたいか、想像してみることがあると思います。

独身の人であれば「○歳ぐらいに結婚して、○歳くらいで出産したいかな」と具体的に考える人もいるでしょう。「とりあえず良い人がいれば結婚したいけど、子どもはどうだろう」とか「まだまだ結婚も出産もイメージがわかない」という人もいるかもしれませんね。

既婚の人では、「○年以内に子どもを持ちたいな」「二人目は、上の子と何歳違いで産むのがいいかしら」と家族計画を考えているかもしれません。

でも、人生というのは自分の思い描いたとおりに展開するとは限らないもの。

結婚も出産も考えられないと言っていた人が、いつの間にかママになっていて驚いたりする一方、結婚して子どもを希望していてもなかなか授からず、苦労をされるカップルもいます。

時代や社会がどれだけ変化しても、女性の人生を語るときにやはり避けては通れないのが、妊娠・出産の問題なのです。

ここで、女性の体の大きな役割の一つである、妊娠・出産の基礎知識を、おさらいしておきましょう。

これまでにも女性の体は排卵や生理を繰り返し、毎月妊娠のための準備をしている、と説明してきました。そのサイクルのなかの排卵日の前後でセックスをすると、不妊原因のない男女であれば半年から1年のタイミングで妊娠します。

排卵によって飛び出した一つの卵子は、ラッパのような形をした卵管の端から卵管内へと取り込まれ、卵管膨大部という場所で精子がくるのを待ちます。

一方、セックスで放出された精子は、膣から子宮を遡っていき、卵管へと進んでいきます。1回の性交で数億個の精子が膣内に放出され、子宮頸管部をくぐり抜け子宮に入り、卵管の端にある膨大部にまで進むうちに数が減ります。卵管膨

図表 13　妊娠のしくみ

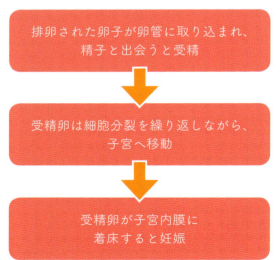

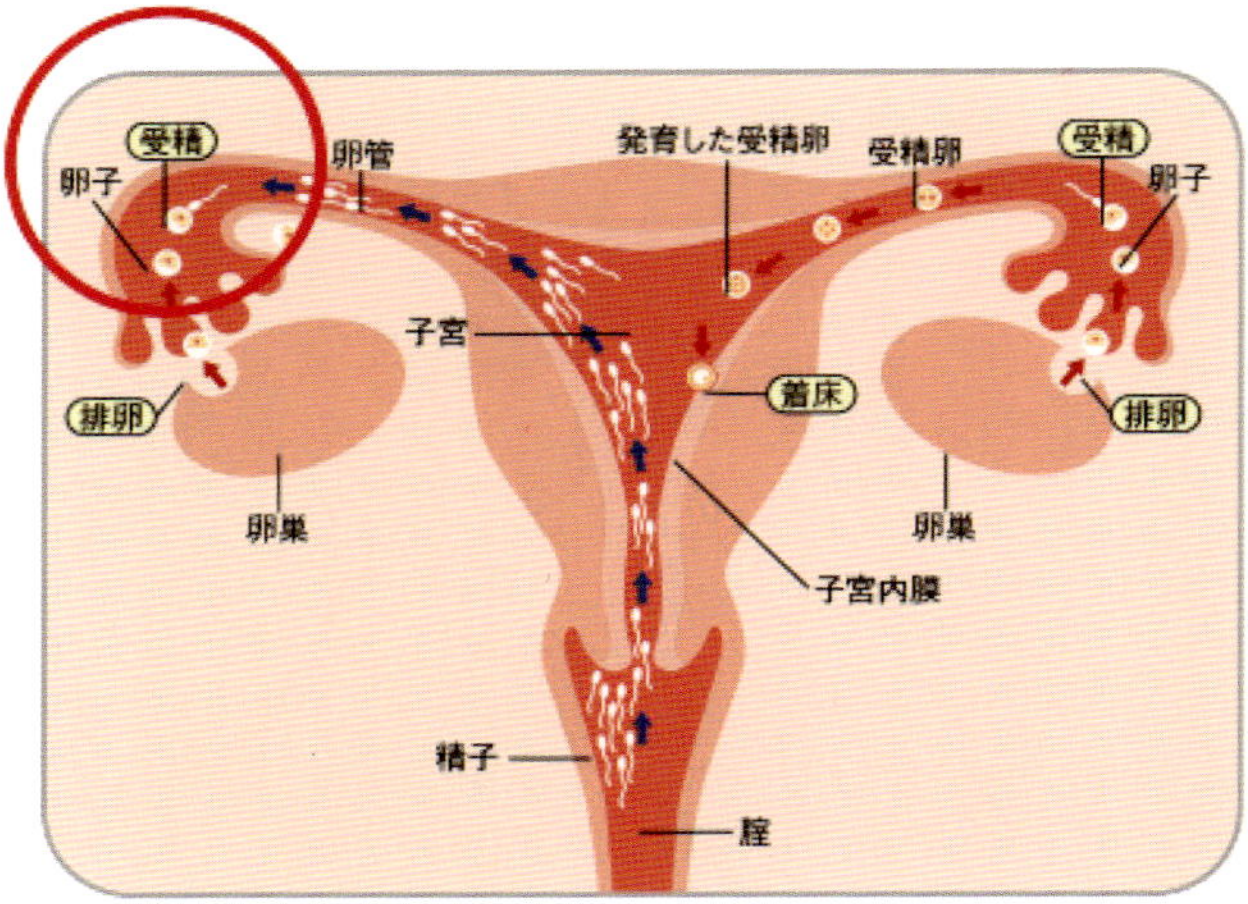

排卵された卵子が卵管に取り込まれ、
精子と出会うと受精

↓

受精卵は細胞分裂を繰り返しながら、
子宮へ移動

↓

受精卵が子宮内膜に
着床すると妊娠

大部で卵子と精子とが1対1で出会い、受精します。こうして奇跡的な確率で精子と卵子とが出会い、受精すると受精卵となります。

受精卵は細胞分裂を繰り返しながら、3~5日かけて卵管の中を移動していき、ふかふかの子宮内膜表面にくっつきもぐりこみます（着床）。これが妊娠成立の瞬間です。

その後、受精卵は胎盤を通して母体から酸素や栄養を受け取りながら、胎児として成長していき、約40週かけて出産の日を迎えます。

●妊娠の兆候

妊娠が成立すると、予定日になっても生理がこない（基礎体温では高温期が3週間以上続く）、体が熱っぽくだるい、乳房が張ったり乳首が痛んだりする、おりものが増える、胃がむかむかして吐き気がする（つわりの症状）といった症状が現れます。

生理が次の予定日から1週間以上遅れていて「もしかして妊娠？」と思ったときには、早めに産婦人科を受診しましょう。

避妊は男性がするもの？ 女性が自分で「産み時」を選ぶために

子どもを希望する夫婦やカップルでも、少数の子どもを大事に育てるようになっている今の時代、女性が「妊娠したい（妊娠してもいい）」と思えるタイミングはそれほど多くはありません。恋人同士や夫婦でも、妊娠を望まないときには、正しい方法で避妊をすることが大切です。

けれども産婦人科医の私から見ると、日本人カップルでは、この「正しい避妊」ができていないケースが多いのではないかと感じます。

私のクリニックの患者さんの中には、ある日突然に望まない妊娠が分かり、困り果てて駆け込んでくる女性も決して少なくありません。なかには中学生、高校生もいます。

私は女子中高生たちに避妊をしたか（コンドームの使用）を尋ねるようにしていますが、これまでの経験では90％以上は避妊をしていませんでした。その理由

図表 14　避妊方法とその特徴

	妊娠率（避妊の失敗率）		費用	特徴
	理想的な使用	一般的な使用		
経口避妊薬（低用量ピル）	0.3%	8%	1カ月分 約2500～3000円	毎日決められた通りに1粒ずつ服用するだけなので、「理想的な使用」がしやすい。婦人科で処方。避妊以外の利点もある。副作用は極めて少ない
銅付加リング	0.6%	0.8%	約3～4万円	5年間有効。婦人科で挿入する。月経量が増える場合がある
ミレーナ	0.1%	0.1%	約6～8万円	5年間有効。婦人科で挿入する。月経量が少なくなる
コンドーム	2%	15%	1枚約50円	性感染症予防ができる。手に入れやすい。確実な使用には技術が必要
リズム法（オギノ式）	1～9%	25%	0円	月経周期から「妊娠しやすい日」を見分ける方法。失敗する確率が高い。月経不順があるとさらに不確実
性交中絶法（膣外射精）	4%	19%	0円	技術的に困難。失敗する確率が高い
女性避妊手術	0.5%	0.5%	-	不可逆的。婦人科で手術
男性避妊手術	0.10%	0.15%	-	不可逆的。泌尿器科で手術
避妊しない	85%	85%		

は「相手が（避妊を）しないから言い出せない」「自分は大丈夫だと思った」でした。避妊していると答えたケースでも膣外射精が多く、これはとても避妊とはいえないものです。若い世代同士ではコンドームを使用していても、正しく装着・使用してないことも考えられます。

実はこれは10代に限った話ではありません。20〜30代の女性でも似たような状況は多く、どうしても避妊を男性まかせにしてしまいがちな傾向があります。その結果、妊娠が発覚し、本人も周囲も混乱に陥る例は少なくないのです。

好きな男性とセックスを楽しむのは、健康な女性にとって自然なことですし、素敵なことです。

一方で、セックスは妊娠という大きな責任を伴う結果を招くことがあるのも事実です。そして妊娠により、身体的、社会的に大きな負担が生じるのは女性です。そのことを忘れず、私は女性自身にもっと避妊を積極的に考えてほしいと思うのです。

前の章でも触れましたが、妊娠を望まない場合には、セックスの際に男性にコンドームを使用してもらうのは当然のことです。しかし、コンドームだけでは避妊の成功率は85％ほどで、15％は妊娠するリスクが残ります。

より確実な避妊のためには、やはり低用量ピルをお勧めします。低用量ピルは正しく飲めば、90％以上の確率で避妊ができます。

妊娠したいときには、ピルを飲むのをやめればいいだけですから、「妊娠するかしないか」「いつ産むのか」を女性が自分自身で決めることできるのです。

ただし、「低用量ピルでほとんど１００％の避妊ができるから」とコンドームの使用をやめてしまわないように。性感染症予防のためにもコンドームは重要です。

現代における正しい避妊とは、男性はコンドーム、女性は低用量ピルという「二重の防御（デュアル・プロテクション）」を実践することです。

避妊をきちんと考えてこなかった人には面倒に思えるかもしれませんが、それが自分自身と大切な人の人生を守ることにつながります。

●緊急避妊ピル（アフターピル）

ピルを飲み忘れた、コンドームが破けたなど避妊に失敗したときや、男性から性暴力を受けたときには、72時間（3日間）以内に婦人科を受診し、緊急避妊ピルを処方してもらいましょう。

健康保険はききませんが、1回の服用で80〜90％は望まない妊娠を避けることができるといわれています。

望まない妊娠の結果、人工妊娠中絶をするのは〝最悪のバースコントロール〟です。それを選ぶ前にできることがあることを、知っておいてください。

「できちゃった」＝結婚？ お互いの希望を話し合える関係に

避妊について考えるとき、もしかすると「（子どもが）できちゃってもいいかな？」と思った女性もいるかもしれません。

最近は日本でも、「結婚より先に妊娠する授かり婚」が珍しくなくなりました。親世代も世間体が悪いと騒ぐことも少なくなりましたし、20〜30代ならば実際に

「授かり婚」で結婚した友達も何組か周りにいることでしょう。

お互いに社会人として独立している男女がしばらく付き合っていて、なんとなく結婚に踏み切れずにいるような場合、妊娠が人生のコマを進めるきっかけになると思うのかもしれません。避妊を忘れたり、失敗したりしたときは「子どもができたなら産みたい」と考える女性もいるようです。

けれども私は、そういう考えにはあまり賛成できません。

たとえ恋人として良い関係で付き合っている男女でも、女性から急に「妊娠したの」と告白されたときに、男性が「それなら結婚して二人で育てよう」と言ってくれるとは限らないからです。

私のクリニックを受診する女性にも、「妊娠が分かって産みたいと思ったけれど、相手の男性が同意してくれなかった」といって泣き崩れる人たちがいます。男性に妊娠を告げたら「本当にオレの子か?」と言われた女性もいました。

彼女たちの多くは結婚して二人で育てるなら産みたいけれど、自分一人では育てられないと言います。その結果、人工妊娠中絶を選ばざるを得ない人もいます。悲しいことですが、そういう現実があるのです。

こういうケースは、相手の男性だけを責めることはできません。結婚や子どもを持つことに対する男性側の意思を確認しないまま、突然、妊娠を突きつけられるのは、男性にとってもかなりしんどいことです。私もそういう患者さんたちには「相手の男性を試すようなことをしてはダメよ」と言います。

結婚や妊娠・出産は、女性にとっても男性にとっても人生の一大事です。男性には男性の考えや計画があり、女性には女性の気持ちや希望があります。女性が「産みたい」と思っても、男性の意思確認ができていないときには、「シングルマザーになってでも産む」という覚悟がないのであれば、やはり避妊を徹底すべきなのです。

なんとなく男性に気兼ねして相手まかせにしていたり、妊娠を理由に自分の希望を相手に押しつけてみたり、というのはフェアな関係とはいえません。

私は、男女ともに自分の気持ちを「対等に」話し合える関係を築いてほしいと思います。そして、女性も自己決定権を持ち、男女のプライベートなシーンでも「今は妊娠しないほうがいいから、避妊をするね（してね）」と言える――そういうオトナなカップルを目指しましょう。

いずれ子どもを産むかもしれないなら
今、できることを着実に

読者のなかには、今は付き合っている人もいないし、さまざまな理由で結婚や、妊娠・出産を考えられないという人もいるでしょう。

もちろん今の時代、結婚や妊娠・出産だけが女性の幸せではありません。当然、結婚しないという選択や、産まないという選択があってもいいのです。それを心から納得して選んだのであれば、胸を張って人生を歩んでほしいと思います。

ただし、20代と30代では感じ方が異なることがありますし、40代が見え始める頃になって初めて「私の人生、これでいいの?」と焦りを覚える人もいます。相手や環境の変化で、思ってもみなかった方向に人生が進むこともあります。

そのとき、結婚は30代でも50代でも70代でも、いつでもできます。しかし、出産だけはどうしても生物としての〝適齢期〟があります。

「もしかするとこの先、子どもを産みたいと思うかもしれない」という可能性が少しでもあるのなら、産みたいタイミングで産める体でいるために、今から健康づくりをしておくことをお勧めします。

健康づくりの第一歩は、子宮筋腫や子宮内膜症のような妊娠に影響する病気がないかどうか、定期的にチェックしておくことです。

子宮内膜症も子宮筋腫も進行性の病気で、受診が遅くなるほど病状も進んでしまい、不妊の大きな原因になることが少なくありません。繰り返しになりますが、月経困難症状や過多月経がある人は我慢でやり過ごすのではなく、婦人科を受診してくださいね。

また生理が不順になりやすい人も、婦人科で排卵が正常に起きているかを確認し、早めにケアをしていきましょう。

現在、通院や治療している持病のある人は妊娠に向けて減薬、休薬が必要になることもありますし、出産前後に病状が変化すること

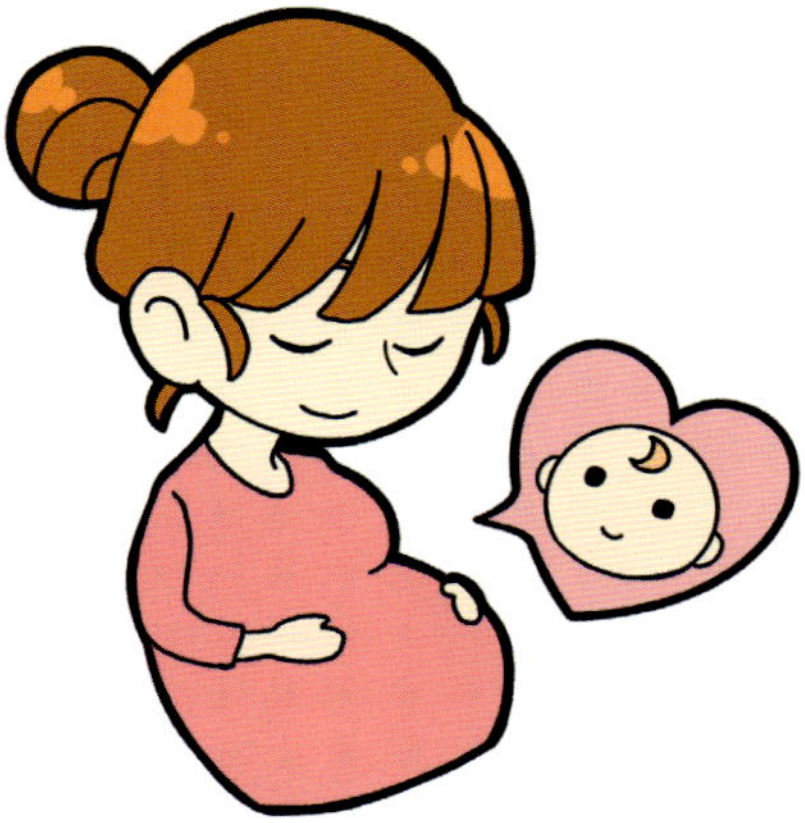

もあります。主治医とよく相談をしたうえで、時期を選んで妊娠する計画妊娠を考えてみてください。

正しく知っておきたい高齢出産のリスク

将来のことは分からないけれど、普通に結婚もしたいし、妊娠・出産もしたい。そう思う女性も多いことと思います。

そこで結婚年齢や初産年齢が遅くなっている今の時代に、きちんと知っておいてほしいのが女性の年齢と妊娠の関係です。

この本でも、30代半ば頃から年齢とともに「卵子の老化」が進むことはお伝えしました。メディアなどでも報道されているので、見聞きしたことがある人も少なくないでしょう。

しかし患者さんたちに接していると、なぜか「自分だけは大丈夫」と思っていた女性も少なくないようです。患者さんたちは不妊という現実に直面してから、ショックを隠し切れない様子で「年齢は高めでも、生理はだいたい順調だったし普通に産めると思っていたのに」と口を揃えて言うのです。

それでは「卵子が年を取る」とは、どういうことでしょうか。

それには2つの要素があります。1つは、卵子の「数」が少なくなること。女性は生まれた時点で約200万個の原子卵胞を持っています。しかし生理を繰り返すたびに卵胞が使われていくほか、卵巣の中で自然になくなってしまうものもあり、年齢が上がるほど卵巣に残る卵子の数は少なくなります。そして、卵子数が数千個になると閉経するといわれています。

そしてもう1つが、卵子の「質」の低下です。

年を取ると老化により卵子の染色体の数に異常が起こりやすくなります。その結果、妊娠しにくくなり、妊娠が成立しても流産率が高くなります。卵巣機能は個人差も大きいのですが、平均して35歳頃から妊娠する力が少しずつ下がり始め、40歳を過ぎると妊娠できる人はかなり限られます。

「生理があるうちは妊娠できるだろう」と思っている女性は少なくないのですが、

実際には閉経の10年ほど前から、妊娠は難しくなっているのです。

もちろん、不妊の原因は女性だけにあるわけではなく、男性も同様に、年齢が上がるとともに妊娠させる力は下がります。将来、子どもを持ちたいという希望があるカップルは、そのことを念頭において家族計画を考えてほしいと思います。「自分だけは特別」にはならないのです。注意してくださいね。

また現代は、結婚年齢の高齢化や共働きによる忙しい生活、仕事のストレスなどさまざまな要素が重なり、結婚した夫婦の6組に1組が、不妊に悩んでいるともいわれます。不妊はいまや、特別なことではないのです。

日本産婦人科学会では、カップルが避妊をせずに性交渉を持っていても、1年間妊娠しないことを不妊としています。ですが、30代半ば以降で結婚したカップルでは1年を待たずに不妊治療を始めることをお勧めします。不妊治療の成否には、やはり女性の年齢が大きく関わってくるからです。

不妊治療というと、ハードルが高いと感じる人がいるかもしれませんが、一般的な不妊検査や、子宮内膜症などの不妊の原因となる病気の治療は、健康保険が使えます。気になるときは、不妊治療を行うクリニックに相談してみましょう（AMHなどの特殊な検査は自費診療です）。

不妊治療の技術も、今はとても高度になっています。卵管などの治療やタイミング法、人工授精といった一般的な不妊治療で妊娠しない場合は、生殖補助医療（ART・体外受精、顕微授精、胚移植）も選択肢になります。人工授精や生殖補助医療は自費診療になりますが、国や自治体が治療費の助成を行っているので、窓口で確認してみるといいでしょう。

女性の年齢が30代前半までのケースでいえば、こうした不妊治療によってほとんどのカップルが妊娠しています。

10年先、20年先もずっと輝く女性でいるために

私も今になってつくづく思いますが、人生がどうなるかなんて誰にも分からな

いものです。

特に結婚や妊娠・出産は、女性が自分一人でできることではありません。自分の努力で克服できることと、そうでないことがあります。

でも、だからといって「良い人が現れたら、そのときに考えればいい」「妊娠といってもまだ先のことだから」と、自分の体や性の問題から目を背けて過ごしてしまっていいのでしょうか。産婦人科医として多くの女性を診てきた私は、そうではないと思います。

先々がどうなるか分からなくても、むしろ先々がどうなるか分からないからこそ、結婚する・しない、子どもを産む・産まないのどちらに人生が展開しても後悔のないように、今の自分にできることをしておいてほしいのです。

若い女性が今できること、それは女性の体の変化や性について正しい知識を持ち、自分の体にきちんと向き合っておくことです。

・生理のリズムを把握し、不調が増える時期は無理のないように過ごす。
・極端なダイエットに走らず、健康な体型、体重を目指す。

・栄養バランスの良い食事を心がけ、睡眠や休息を意識してとるようにする。
・強い生理痛や生理不順があるときは、早めに婦人科で相談する。
・避妊を男性まかせにせず、二人で一緒に考える。

まずは、このようなことから意識してみてほしいと思います。そして信頼のおける婦人科のかかりつけ医を見つけ、婦人科検診などを通じて変化の大きい女性の体を継続して診てもらうと安心でしょう。

さて、10年後や20年後、あなたはどんな人生を歩んでいるでしょうか。仕事も家庭も子育ても、あなたらしく楽しんでいるでしょうか。

女性に生まれたことを心から喜び、納得して人生を歩んでいる。そんな輝く笑顔が一つでも多く見られたらいいなと願っています。

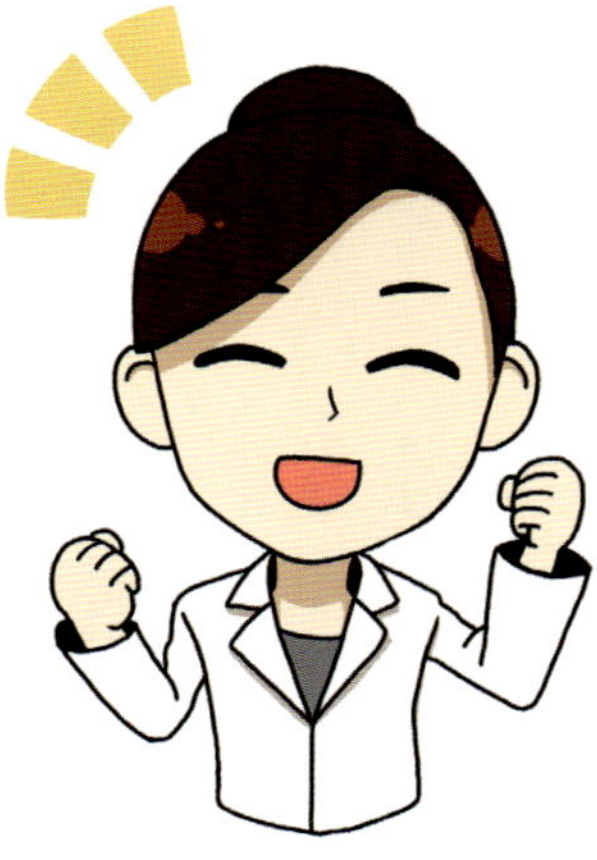

おわりに

本書を最後まで読んでいただき、ありがとうございました。

読者の皆さんにとって、生理のつらさや体調不良の改善などで役に立つところはあったでしょうか。本書の内容が、自分の体に向き合うときの何かのヒントを与えられたのであれば嬉しく思います。

私が本書を執筆したいと思ったきっかけは、強い生理痛で毎月苦しんでいるのに、「我慢で乗り切る」という対処しか知らない（しようとしない）女性たちがあまりにも多いためです。彼女たちは毎月激しい痛みに襲われているのに、そのことをできるだけ周囲に悟られないように気を遣いつつ、学校や職場、家庭で頑張り続けています。

欧米ではずいぶん前からそうした不調は治療するのが常識になっていますが、日本ではまだまだ「女性は耐えるもの」といった社会通念が強いと感じます。そういう女性たちに「生理で痛いと言ってもいいんだよ」「我慢しなくていいんだよ」

と伝えたいというのが、今回の執筆の大きな理由の一つでした。

また女性の体を語るときには、避妊や男女の関係、妊娠、卵子の老化といった少しディープな話題も避けて通ることができません。

普段の生活では、こうした話題は親しい友人同士や恋人同士でも、なかなか口にはできないものです。そのためになんとなくうやむやなまま時間が過ぎてしまい、望まない妊娠をした、子どもがほしいのにできない、といった事態に直面して初めて慌ててしまう女性は決して少なくありません。

そのために、これから恋愛、結婚、妊娠、出産といった人生の転機を迎えるであろう若い女性たちに知っておいてほしい内容を、併せて書いてあります。読者の皆さんは本書を読んでどのように感じたでしょうか。

もしかすると、自分は30代半ばなので妊娠の適齢期を知って落ち込んだ……という人もいるかもしれませんが、これは焦って子どもを持ちなさいということではありません。相手や環境は急には変えられませんし、どんな人でも自分のできることをできるときにするしかないのです。ただその際にも、自分の体について正しい知識を持っていれば、必ず力になるはずです。

ちょうど本書を執筆している間に、平成という一つの時代が終わり、令和という新しい時代の幕明けを迎えました。

平成の30年間で男女雇用機会均等法が始まり、女性の社会進出も進みました。さまざまな場面で「女性は強くなった」といわれますが、クリニックで女性たちに接している私から見ると、本当にそうなのだろうかと思わされることが多々あります。

生理の痛みがあっても我慢して、男性と同じように勉強や仕事をしなければいけない。恋人に避妊をしてほしいけれど、自分からは頼めない。そろそろ子どもがほしいのに、結婚を焦っているみたいで言い出せない……。そんなふうに社会で、あるいは男女の関係のなかで、まだまだ女性が自分を出せずにいるシーンは少なくないと感じます。

そしてこれは、男性中心の社会の問題であると同時に女性の問題でもあります。女性が本当の意味で自立するためには、体の不調にしても避妊などにしてもただ受け身で耐えるのではなく、女性が自分の体や人生に対し「私が選ぶ、決める」という自己決定権を持つことが不可欠です。その女性の自己決定権の強い味方になるのが、本書でも紹介した低用量ピルの存在です。

生理の不調が強い人であれば、毎月の嵐のような症状に振り回されずに済むようになりますし、避妊や妊娠についても、女性が自分の意思でコントロールできるようになります。ピルを飲むことで、いかにそれまでの自分が「不自由さに慣れてしまっていたか」に気づく女性も少なくないのです。

低用量ピルは、世界の女性たちが日常生活で服用している安全な薬です。いたずらに怖がることなく、そのメリットを最大限に活用してください。令和の時代を生きる若い女性には、必要なときにはピルと上手に付き合いながら、一度きりの自分の人生を思う存分、楽しんでほしいと思います。

私たち産婦人科医も、そういう女性たちをできる限りサポートしていきます。生理のことでも人には言えない性の話題でも、気になることがあれば、いつでも遠慮なく相談してくださいね。

巻末資料　婦人科でよく使われる低用量ピル、ホルモン剤の種類と特徴

女性ホルモン剤の投与方法

ホルムストローム療法

卵巣機能を整える目的でホルモン剤で月経周期を作ります。

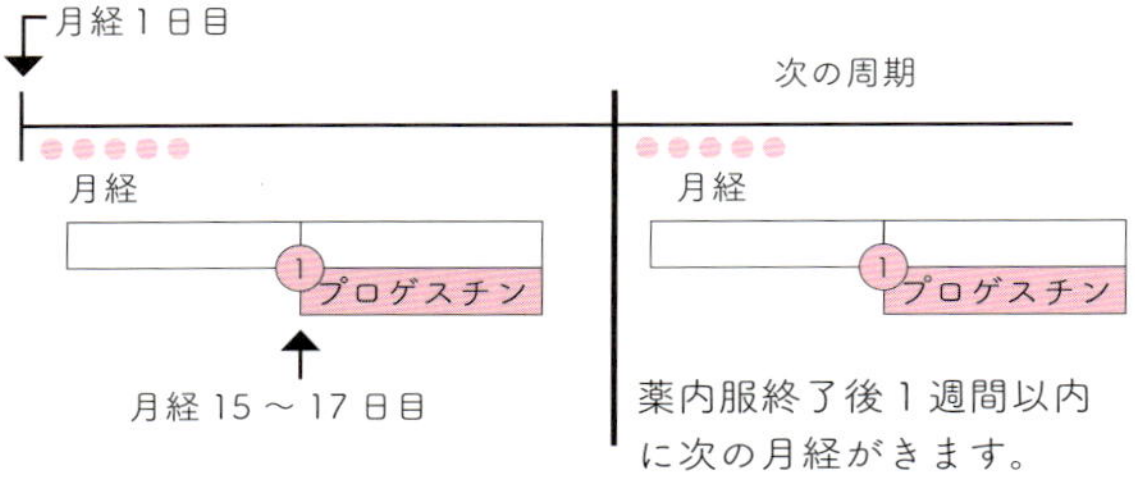

月経15～17日目から
①プロゲスチンを10～14日間服用

カウフマン療法

卵巣機能を整える目的でホルモン剤で月経周期を作ります。

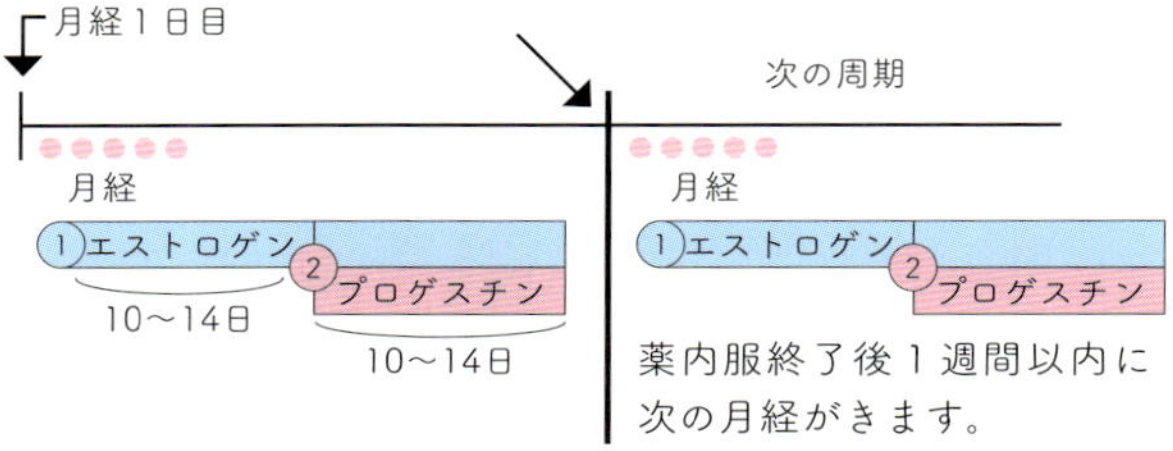

月経３～５日目から
①エストロゲンを10～14日間服用
その後に
②エストロゲンとプロゲスチンを10～14日間服用

エストロゲン・プロゲステロン周期内服法

卵巣機能や周期を整える目的や避妊、月経痛などの月経に関係した症状を軽減するために女性ホルモン剤を服用します。

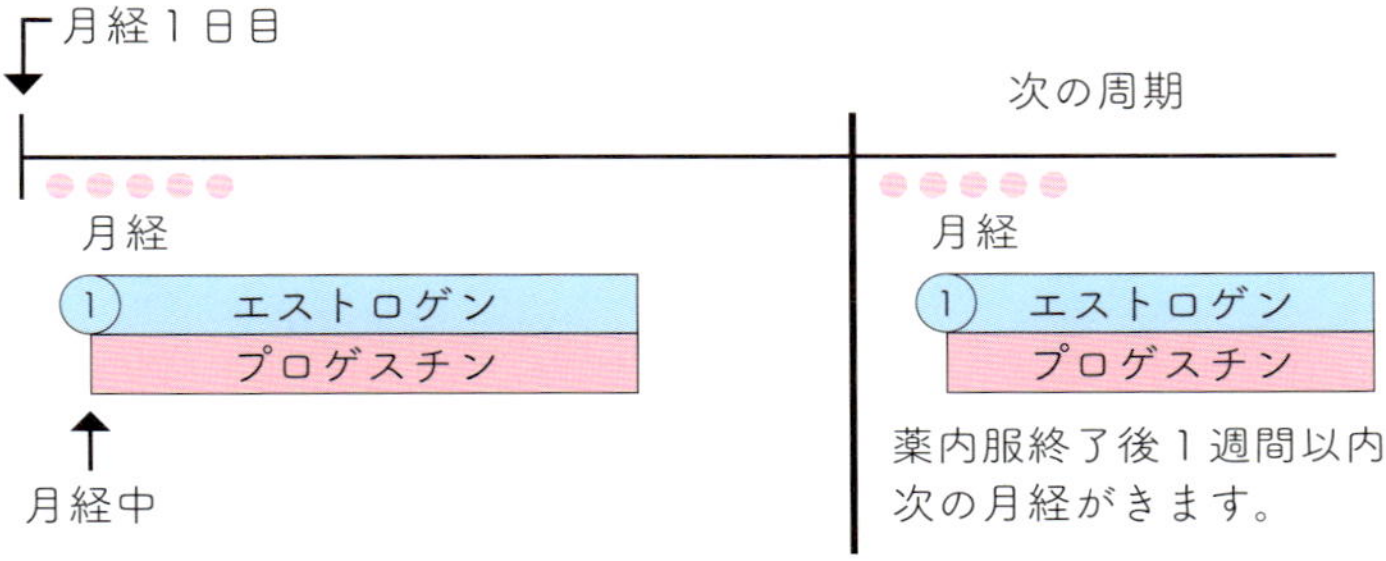

月経初期から
①エストロゲンとプロゲスチン※を 21 ～ 120 日内服する

10~30 代の女性に使われる
ホルモン剤の主なもの（OC・LEP 以外）

エストロゲン：プレマリン、エストラーナ
プロゲスチン※：ルトラール、デュファストン、ノアルテン
プロベラ、ヒスロン
エストロゲン・プロゲスチン合剤（中用量）：プラノバール

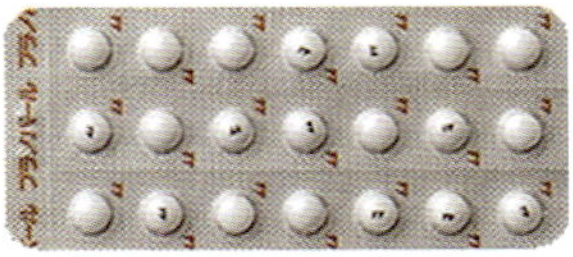

あすか製薬株式会社

※ 黄体ホルモン（プロゲステロン）と同じ働きをする薬の総称

OC（自費診療の低用量ピル）

マーベロン21

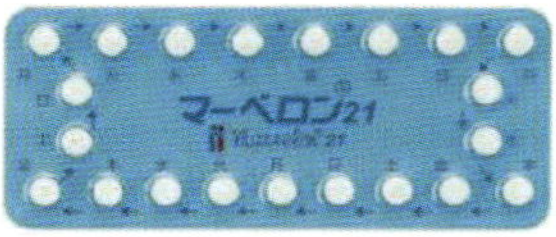

MSD株式会社

マーベロン28

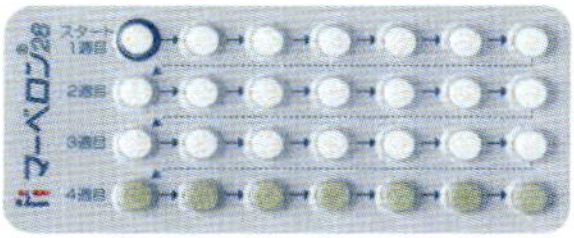

MSD株式会社

トリキュラー21

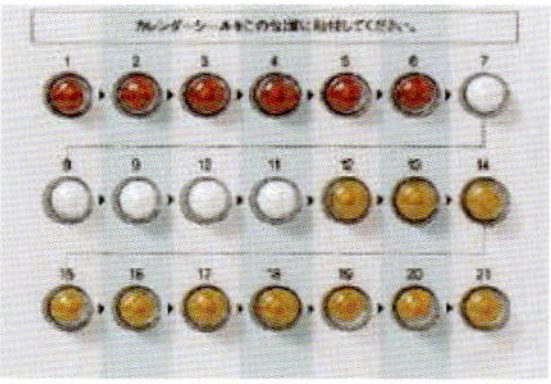

バイエル薬品株式会社

トリキュラー28

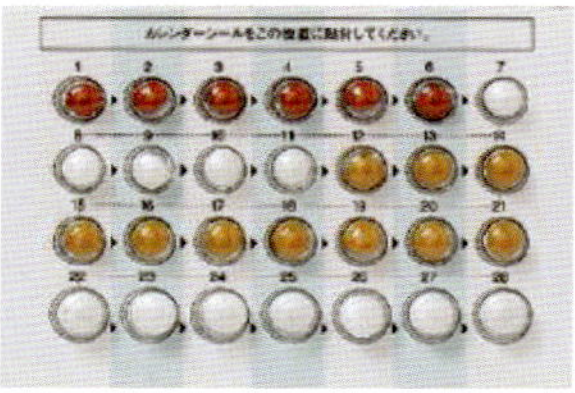

バイエル薬品株式会社

アンジュ21

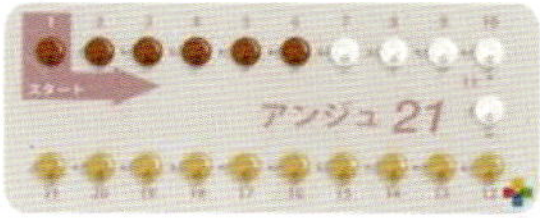

あすか製薬株式会社

アンジュ28

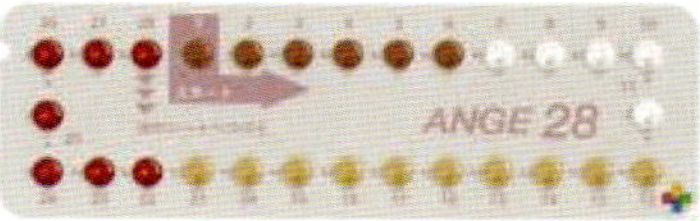

あすか製薬株式会社

シンフェーズ※

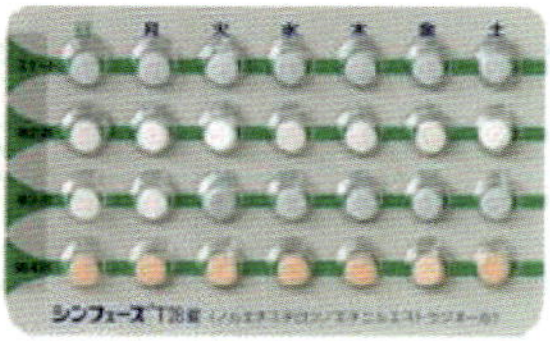

科研製薬株式会社

※サンデースタート

マーベロンのジェネリック

ファボワール21

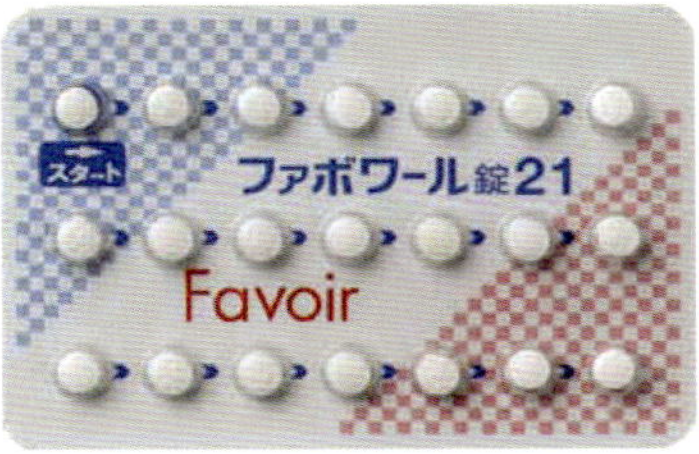

富士製薬工業株式会社

ファボワール28

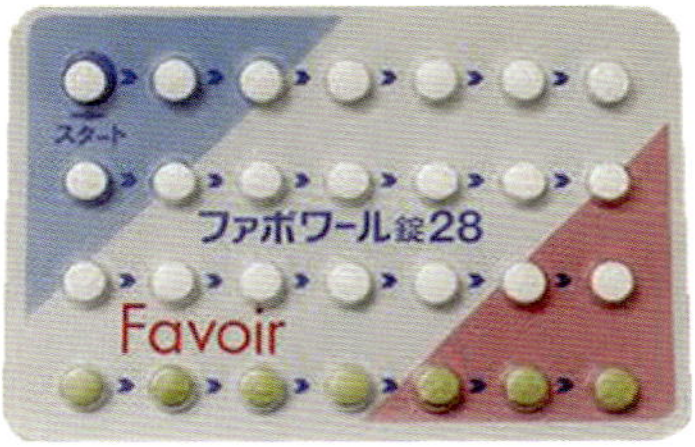

富士製薬工業株式会社

トリキュラーのジェネリック

ラベルフィーユ21

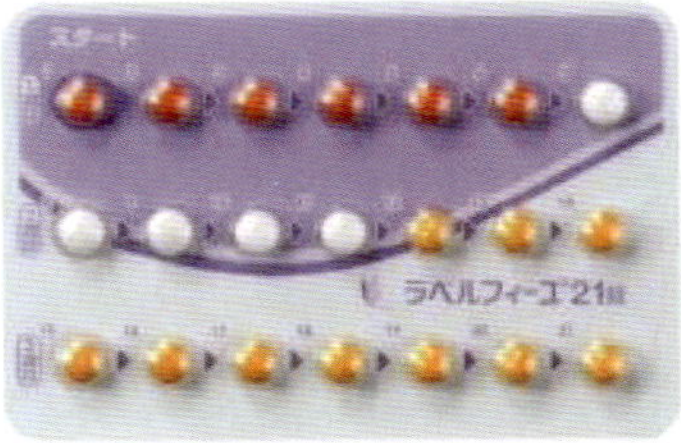

富士製薬工業株式会社

ラベルフィーユ28

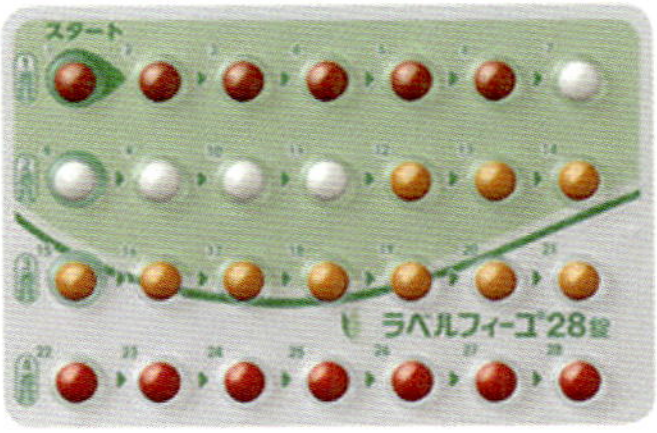

富士製薬工業株式会社

OCの21錠タイプと28錠タイプの飲み方

21錠タイプ 21錠すべてに有効成分が入っていて、
21日間服用後、7日間休薬します。

Point 薬を服用しない期間があります。

21日間投与 → 7日間休薬 → 21日間投与 → 7日間休薬 → 21日間投与 → 7日間休薬

28錠タイプ 有効成分の入った錠剤を21日間服用後、
有効成分の入っていない錠剤(プラセボ)を7日間服用します。

Point 毎日1錠を服用します。

28日間投与 → 28日間投与 → 28日間投与

1日飲み忘れ

前々日	前日	当日		翌日
●	忘れた	● 気づいた時	● いつもの時間	●

A：1錠忘れた！気づいたときにまず1錠
いつもの時間にもう1錠内服

B：いつもの内服時間に飲み忘れた！と気づいたら2錠内服

C：2錠以上忘れていたら服用を中止し、
次の月経を待って開始してください

LEP（保険適用の低用量ピル）

ルナベル配合錠 LD

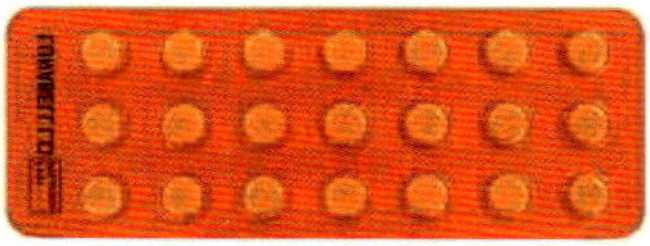

富士製薬工業株式会社

フリウェル配合錠 LD ※

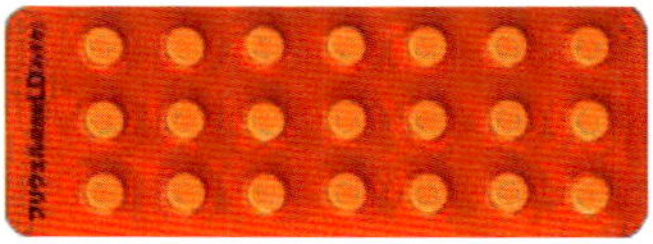

あすか製薬株式会社

ルナベル配合錠 ULD

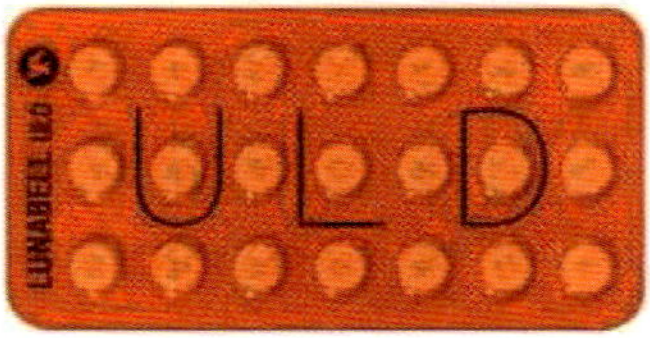

富士製薬工業株式会社

フリウェル配合錠 ULD ※

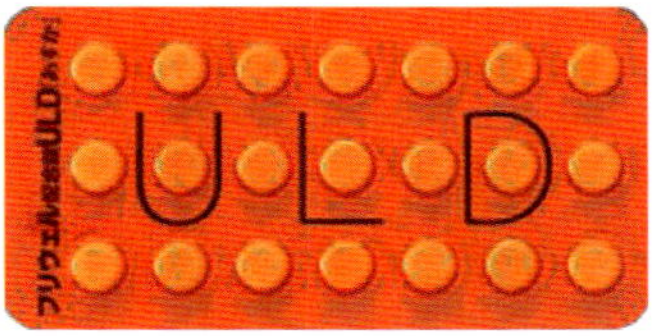

あすか製薬株式会社

※ジェネリック　複数の会社から販売されています。

周期投与 Cyclic

21 錠タイプ

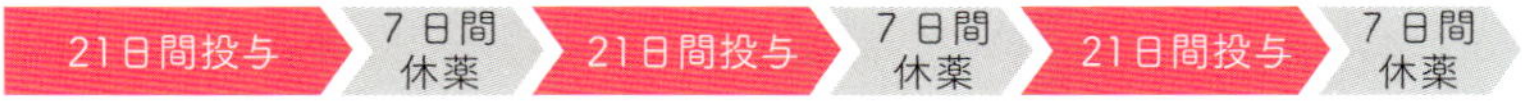

新しいピルの内服法（ジェミーナ配合錠、ヤーズフレックス配合錠）

低用量ピル（LEP）を1カ月以上長く連続して飲む方法があります。出血の回数が少なくなるだけでなく、長く服用しても量は減少したまま休薬期間に出やすい頭痛・骨盤痛・腹部膨満感・乳房痛なども軽くなることが期待できます。

毎月生理がないと不安になると思いますが、薬で調整できている状態で出血がないのは大丈夫です。中止すれば服用前の状態に戻ります。

ジェミーナ配合錠21

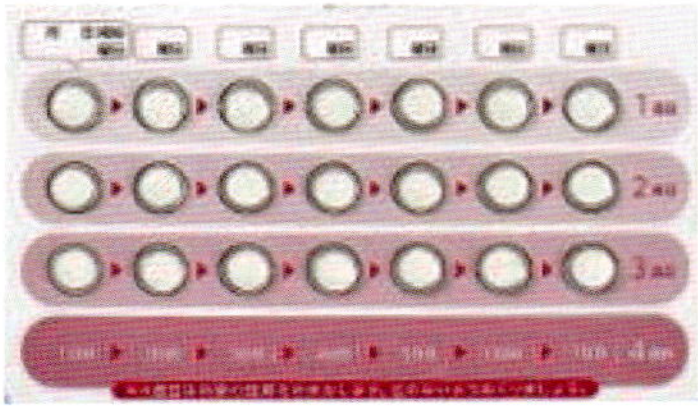

あすか製薬株式会社

ジェミーナ配合錠28

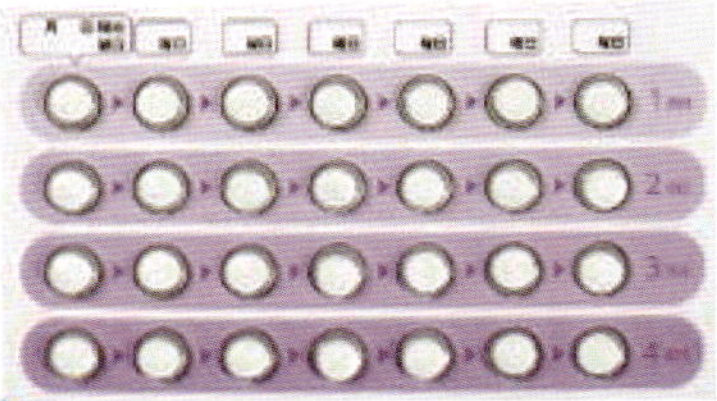

あすか製薬株式会社

同じお薬ですが長く連続内服して84日まで周期が長くなります。

周期投与 Cyclic

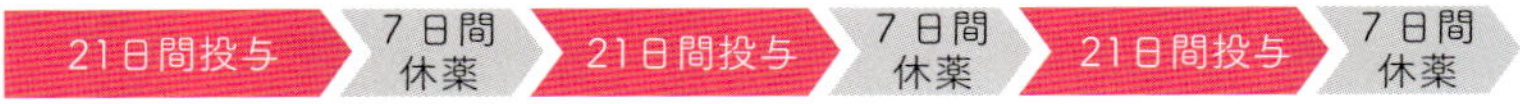

延長周期投与 Extended

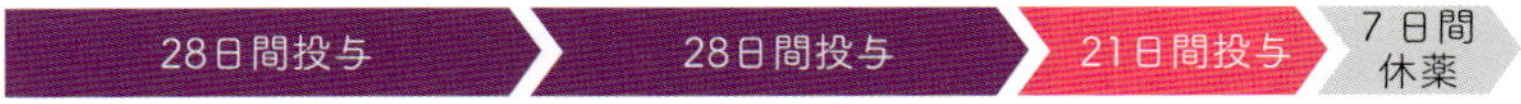
28日間投与
28日間投与
21日間投与
7日間休薬

84日周期になります

ヤーズ配合錠

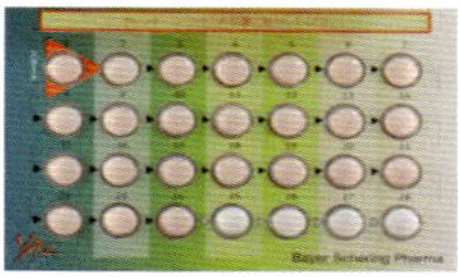

バイエル薬品株式会社

周期投与 Cyclic

28日間投与 → 28日間投与 → 28日間投与

ヤーズフレックス配合錠

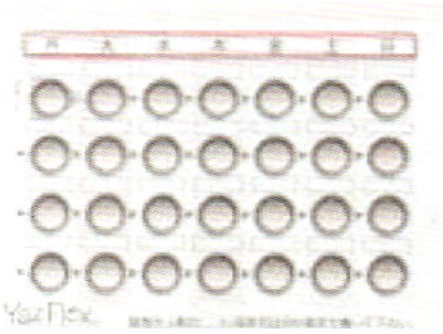

バイエル薬品株式会社

ヤーズ配合錠と同じ薬です。
プラセボ(白錠)がありません。
4日間休薬します。
内服24日目以降は3日間の連続する出血があれば4日間休薬します。
出血に応じて周期が28～124日に変化します。

周期投与 Cyclic

24日間投与 → 4日間休薬

フレキシブル投与 Flexible

24日間投与 → ～120日 → 4日間休薬

→ 3日出血 → 4日間休薬

ジェミーナ配合錠	周期を短期（28日）、長期（84日もしくは～124日）に対応できます。
ヤーズ配合錠 ヤーズフレックス配合錠	

子宮内膜症治療薬

ディナゲスト

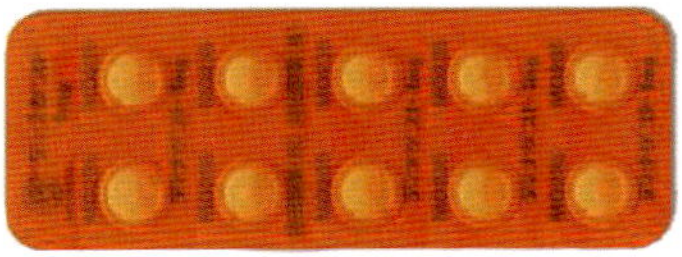

持田製薬株式会社

ジェノゲスト※

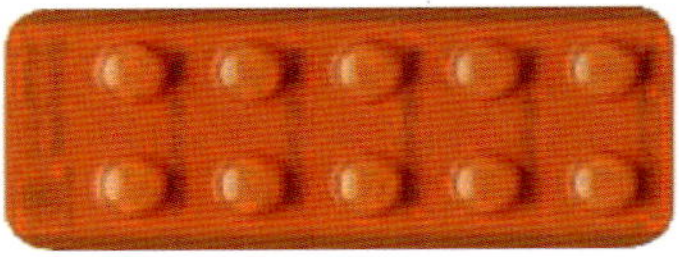

持田製薬株式会社

※ジェネリック　複数の会社から販売されています。

連続投与　Continuous

連続投与

緊急避妊薬

レノルボ

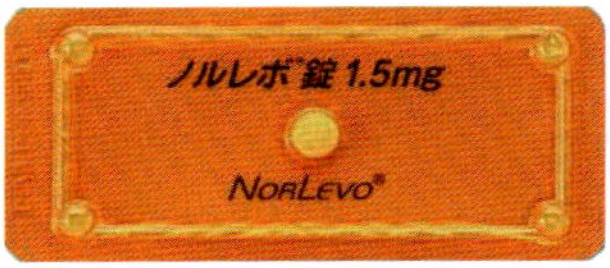

あすか製薬株式会社

ノルレボゲストレル※

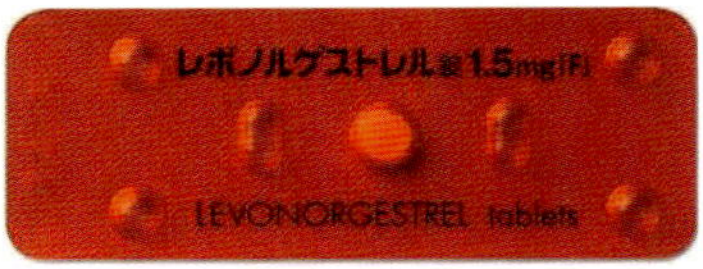

富士製薬工業株式会社

性交後 72 時間以内に内服します

※ジェネリック

本書で掲載している内服のお薬は 20 ～ 30 代によく使われるお薬を中心に載せています。全てを網羅しておりませんのでご了承ください。

ミレーナ

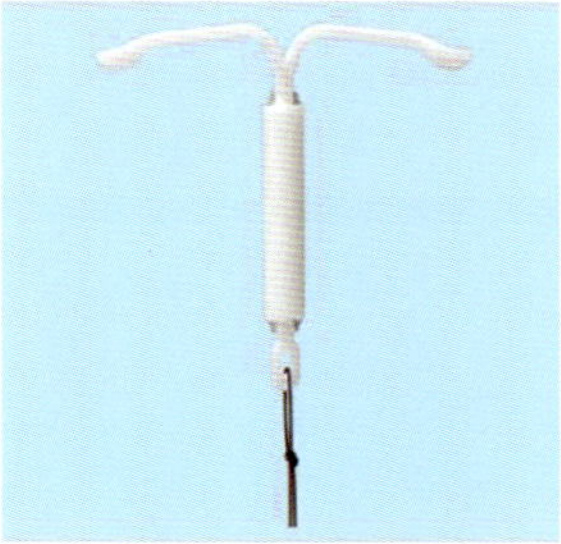

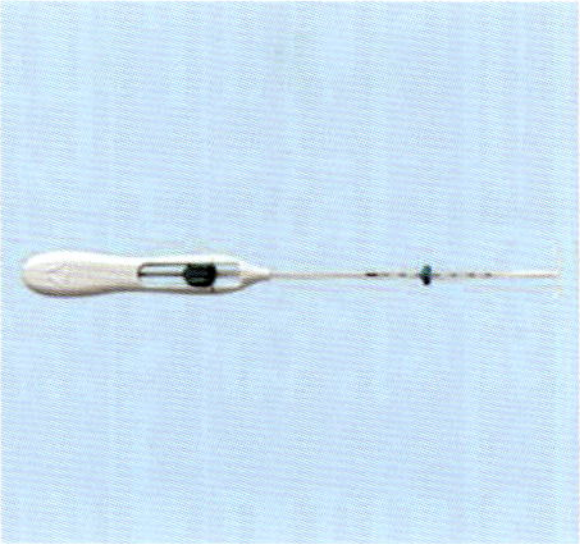

バイエル薬品株式会社

≪参考資料≫
厚生労働省「平成27年（2015）人口動態統計の概況」
日本医師会「乳がんの主なリスク要因」
FDA2013年2月15日安全性情報
国立がん研究センターがん情報サービスHP「がんの年齢別罹患率(2014年)」
公益社団法人日本産科婦人科学会監修「HUMAN＋女と男のディクショナリー」

プロフィール

松永 雅美（まつなが まさみ）
雅レディースクリニック院長
日本産科婦人科学会専門医／臨床遺伝専門医／母体保護法指定医
愛媛大学医学部卒業後、愛媛大学医学部附属病院産婦人科入局。
倉敷中央病院産婦人科、愛媛大学医学部附属病院産婦人科で勤務。
その後英ウィメンズクリニック、パルモア病院で５年間の勤務を通じ、数多くの患者様の妊娠と出産をサポート。不妊症と不育症の診療を多く経験して、2009 年雅レディースクリニック開院。女性特有のなかなか人に話しづらい不安や悩みを、安心して相談ができる環境づくりを心がけている。
日本産科婦人科学会／日本人類遺伝学会／日本生殖医学会所属

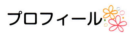

雅先生教えて！　女子が知りたい
自分のカラダと向き合う本

2019年9月10日　第1刷発行

著者
松永雅美
発行人
久保田貴幸

発行元
株式会社 幻冬舎メディアコンサルティング
〒151-0051　東京都渋谷区千駄ヶ谷4-9-7
電話03-5411-6440（編集）

発売元
株式会社 幻冬舎
〒151-0051　東京都渋谷区千駄ヶ谷4-9-7
電話03-5411-6222（営業）

印刷・製本
シナノ書籍印刷株式会社

装　丁
株式会社 幻冬舎デザインプロ

検印廃止

ISBN 978-4-344-92486-4　C0095
幻冬舎メディアコンサルティングＨＰ
http://www.gentosha-mc.com/